药店里买不到的
传世秘方

王芳◎编著

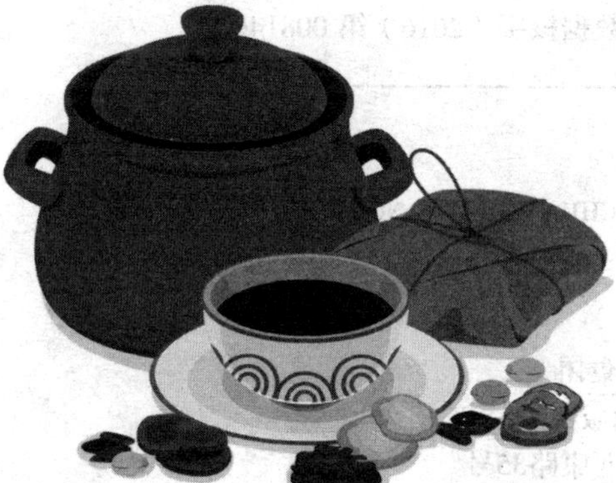

天津出版传媒集团
天津科学技术出版社

图书在版编目（CIP）数据

药店里买不到的传世秘方 / 王芳编著．—天津：天津科学技术出版社，2015.12（2022.6 重印）

ISBN 978-7-5576-0671-8

Ⅰ．①药… Ⅱ．①王… Ⅲ．①秘方—汇编 Ⅳ．① R289.5

中国版本图书馆 CIP 数据核字（2016）第 008146 号

药店里买不到的传世秘方

YAODIAN LI MAIBUDAO DE CHUANSHI MIFANG

责任编辑：梁　旭

责任印制：赵宇伦

出　　版：天津出版传媒集团
　　　　　天津科学技术出版社

地　　址：天津市和平区西康路35号

邮　　编：300051

电　　话：（022）23332369（编辑室）

网　　址：www.tjkjcbs.com.cn

发　　行：新华书店经销

印　　刷：北京柯蓝博泰印务有限公司

开本 710×1000　1/16　印张 16　字数 200 000

2022年6月第1版第2次印刷

定价：49.80元

前言

preface

对于现代人而言，“就医难，用药贵”，使得越来越多的人对疾病产生了恐惧。年纪稍大一些，或工作比较忙的人通常选择“抗病”或“有病乱投医”，这样做很可能会延误病情，到最后，不但增加了花费，而且还可能经受更多的病痛折磨。

那么，有没有既能够帮助人们治病防病，又能够为人们节省时间、节约花销的方法呢？当然有，那就是秘方、药方。民间秘方具有药源易得、使用方便、价格低廉、易做好用的特点。巧妙运用秘方，不仅对常见病、多发病疗效显著，还对很多疑难杂症有所助益。它们历史悠久，经受住了千百万人、千百年的考验！

有些人不信中药药方，信西药。西药的效果固然迅速，但是很多时候，西药并不尽如人意，比如长期服用某种西药后所导致的成瘾性、依赖性，以及西药对于人体脏腑组织所产生的副作用，让很多人都感到了服药压力。

和西药不同，很多中药方剂都非常贴近人们的生活，甚至就是生活中的某种食材，对人体的副作用非常小，甚至没有副作用，在国外的很多地方，人们都开始向中医药投来了热切的目光，想要通过中药根治一些西药解决起来比较困难的疾病。

本书作者结合自己丰富的临床经验，收集整理了大量经多次验证、有效的秘方，所选方剂药材易得 、制作简便。秘方集实践与医理于一体，既可供医药界同人学习参考、对症施治，亦可供普通百姓对症下药、活学活用。本书内容全面，针对性强，可以作为家庭治疗常见疾病的实用手册，对于西医上难以查出病因，难以对“症”治疗的慢性病也有针对性的调养方法，可以说非常符合大众的需求。

当然，由于中医秘方有一定的适用性，读者朋友在选方时，一定要请有经验的医师进行指导，切莫自作主张，乱用药方。

目　录
contents

第一章　日常秘方
传世小秘方，解决生活大麻烦

第二章 美容秘方
妙用秘方美颜塑体，让女人个个光彩照人

第三章 皮肤科秘方
皮肤决定形象，防疗刻不容缓

第四章　五官科秘方

祛除五官病痛，还你耳聪目明

第五章　内科秘方

内科疾病多而杂，对症防疗有奇效

第六章 外科秘方

外科主要靠手术，秘方亦能减痛苦

第八章 孕期秘方

无微不至养好胎儿，健健康康做好妈妈

第九章 男科秘方

摆脱难言之隐，还男人一身阳刚

第十章　房事秘方

让爱情重归美好，让生活更加和谐

第一章　日常秘方

传世小秘方，解决生活大麻烦

晕车晕船，肚脐贴片伤湿止痛膏

我小的时候最害怕的就是坐车，因为每次坐车都是头晕目眩的，而且是经常晕车。所以出门的时候尽量骑自行车，甚至很少坐公交车。好在当时出门的次数不多，所以这种痛苦的记忆也不是很多。过了几年，随着年龄的增长，我居然已经适应了坐车，再也没有什么晕车难受的感觉，所以便渐渐将这件事淡忘了。

后来学医之后才明白，我的症状是晕动症，所谓晕动症，是指人们在乘船、车或飞机时，船、车或飞机的速度时快时慢，加上颠簸震动，超过了内耳平衡器官的适应能力，因而出现头痛、头晕、呕吐、恶心、虚脱、休克等症状，同时还伴有出冷汗、脸色苍白、心动过速或过缓等。

晕动症在旅途当中容易出现，一般在出发之前服用晕车药就可以了，但是对于一类人群而言，吃药也不能缓解症状，如果遇到这样的情况应该如何处理呢？医生也许会告诉你一些缓解的方法，譬如用湿毛巾敷在脸部或腹部缓解症状；或者在坐车或坐船之前不要进食，当恶心作呕时，就赶快找个地方吐个干净，吐完之后便恢复正常了。但是，这些方法只能起到缓解的作用，不能根本消灭晕动症的发作。

现代人的生活已经完全离不开交通工具，如果时常晕车晕船，出门就会觉得非常不方便。我有一个朋友就是典型的晕动症，而且他的运气没我好，现在依然被晕动症所折磨。但是现在外出，哪有不坐车的呢？没有办法，他向我寻求帮助。

他说自己每次外出都会吃晕车药，但是效果并不显著。根据朋友现在的症状，我告诉了他一个小妙招，就是每次坐车或是坐飞机前的半小时，先用温水将肚脐周围的皮肤洗干净，然后贴上伤湿止痛膏；如果觉得这样做不保险，还可以在内关穴上贴两张。这样提前做好准备，基本上就不会出现晕车现象了。

为什么将伤湿止痛膏敷在内关穴上面？因为在中医里面讲到“公孙内关胃心胸”，其主要含义是公孙穴和内关穴专治胃部、胸部的不适，对于晕车时出现的症状十分适用。在中医学中，脐部又名神阙，它与脾胃的联系非常密切，其经脉与任脉、督脉相关联，因此敷脐疗法是中医最常见的止晕方法。临床上对于怀孕后剧烈呕吐、梅尼埃病都能起到明显的作用。所以，伤湿止痛膏对晕车的人而言是一个最好的选择。

没过两天，朋友因事情外出，于是便按照我告诉的方法预防，非常神奇，什么不适的症状都没有发生。

晕动症患者如果一时之间找不到伤湿止痛膏，创可贴也可以起到相同的作用，只要贴对地方就行了。这个秘方主要依靠穴位的刺激，贴膏上的药物只是起到刺激的作用。

来点花椒白酒，牙疼不再愁

俗话说得好：“牙痛不是病，痛起来真要命。”这句话可能会引起很多人的共鸣。

记得我有一次回老家探亲，与我一起的还有表哥。可能是因为上火的原因，表哥的牙突然疼了起来。他捂着腮帮子无奈地看着我，希望我这个做大夫的能够给他解决意见。

我让他将嘴张开，他并没有蛀牙，估计就是上火引起的牙龈炎。他是左边的牙痛，我就按住他右手的合谷穴。中医上对于合谷穴的概述是“面口合谷收”，面部和口腔的疾病可以通过合谷穴进行治疗。这样按揉了5分钟左右，表哥牙疼的症状明显改善。

不过，按揉合谷穴不过是临时抱佛脚，这个方法只是有止疼的效果，所以我要求他继续按住合谷穴，我自己去小卖店买了一些花椒和一瓶白酒。买回来后，我将大约10克的花椒放进茶碗里，然后往里面倒入半杯开水，用盘子扣上浸泡5分钟，然后又倒了大约一两多的白酒，然后将盘子继续扣住（主要是为了不让药挥发出去，以免降低药效），等水凉以后将花椒滤去，让表哥喝上一口。我在旁指导，方法如同早晨漱口一样，一会儿低头，一会儿仰头。如此这样做了十分钟，将嘴里的“药”吐掉，他惊喜地发现，完全没有疼痛的感觉了。

吃完晚饭之后我又让他这样做，每小时一次，睡觉之前总共做了三次。当晚表哥睡得非常香，晚上牙疼一点都没有发作。

这个方法能够取得这样的效果，起到主要作用的就是花椒。早在《神农本草经》上就有“花椒味辛、温，主治风邪气，温中，除寒痹，坚齿明目”的记载。同时，花椒有一定的麻醉功效，浓花椒水的麻醉功效甚至可以与普鲁卡因（一种麻醉药）等相媲美。不仅如此，花椒中还有消炎止痛、抑制局部炎症反应的成分，而且花椒中所含的挥发油对多种细菌、真菌有杀灭的效果，对牙龈炎之类的感染性牙病，还能够起到治本的效果。

可能大家会觉得，如果起到决定作用的是花椒，那么是否可以直接用花椒泡水，或者是用水煮？能否省掉白酒呢？我觉得还是应该选择白酒，因为白酒不仅仅能够消毒杀菌，酒中的乙醇还能将花椒中的成分最大程度溶解出来，以发挥最大效果。

牙痛的大多数原因是忽视口腔卫生而导致牙龈发炎。到医院进行治疗，基本上采用的方法就是抗菌、消炎、止疼。花椒白酒也可以取得同样的效果，所以这些对于一般的牙疼都是有显著功效的。但是，若是因为牙髓炎引起的牙痛，其根源在牙齿之中，含漱花椒白酒很难进入牙齿内部，这个方子的效果也降低了很多。

如果在家中一时找不到花椒和白酒，也可以选择用老陈醋进行漱口，有时候牙疼并非是牙齿本身的原因，特别是老年人突然牙疼，家属应该想到是因为心绞痛或是心肌梗死造成的。心脏缺血引起疼痛时，患者有时候胸口不会感觉到疼痛，而会觉察到牙痛、喉咙痛或者胳膊痛，鉴别起来非常困难。因为心脏问题引起的牙疼，对牙齿的局部消毒是没有作用的，这种情况要及时入院治疗。

嗓子疼，西瓜皮好效用

咽喉疼痛是指咽喉局部炎症而导致的疼痛现象，是咽喉疾病比较常见的病症。通常来说，急、慢性咽炎，急、慢性扁桃体炎，急、慢性喉炎以及咽部脓肿等病症都会出现咽喉疼痛的症状。

一年夏天，我妻子的哥哥到家里来做客，他因为嗓子发炎而不能讲话，十分痛苦。从现代医学的角度来讲，疲劳、着凉、受化学气体或粉尘的刺激、吸烟过度等都会引起免疫力下降，容易促其发病。于是我对妻子进行询问，她告诉我，她哥哥是软件工程师，平时经常加班熬夜，而且消耗了极大的脑力。前不久，她的哥哥升任了编程主管，任务非常急，对于工作质量要求也非常高，哥哥所承受的压力也格外大。但是她的哥哥脾气又非常急躁，因为上火而引起了咽喉炎。此外，哥哥还是一个老烟民，尤其是晚上加班的时候，我妻子劝了几次他都不听，说是为了提神。

说完这些情况以后，我于是给哥哥开出了这样的方子：西瓜皮 250 克加水 2 碗煎至 1 碗，然后再放入少许的冰糖，冷服。西瓜是夏天解暑的最佳选择，《丹溪心法》之中有："治口疮甚者，用西瓜浆水，徐徐饮之"；而在《食物草本》中也提到西瓜可以"疗喉痹"。西瓜皮同样能够起到清热解暑的作用，对于缓解咽喉疼痛有非常良好的效果，现在市场上出售的西瓜霜就是以西瓜皮作为主要原料研制的。

冰糖的属性平温，可以起到化痰益气的作用，在《本经逢原》中记载："患口疳者，细嚼冰糖辄愈"，里面讲冰糖可以起到湿热凝滞的作用。又过了几天，我见到了哥哥，他的喉咙不再疼痛，说话已经没有大碍了。

因为西瓜在夏天的时候才会被经常食用，其他季节获取不易，我这里还有一个方子，一年四季都可以用。萝卜汁400毫升，生姜汁50毫升，白糖50克，放在一起搅拌均匀之后就可以食用。在《本草纲目》之中提到姜可以起到"驱邪避恶"的功效，能让气血更加的旺盛而祛除血毒；萝卜是止咳化痰的最佳选择，在《唐本草》中称其可以"去痰癖"，在《本草纲目》之中称可以"化积滞，解毒，散瘀血"，而白糖的功效就是生津润肺，将这三样放在一起服用，能够很好地缓解喉咙肿痛，祛除热毒。

如果咽喉疼痛的症状比较轻微，可以采用吃香油鸡蛋的治疗办法。打一个生鸡蛋，加入10克香油，搅拌均匀以后用温开水送服。在《本草纲目》之中提到，鸡蛋可以起到治疗"伏热，目赤，延后诸疾"，特别是鸡蛋清，性甘凉，利咽清肺，解毒祛热。一般来说，生鸡蛋清的润喉效果是最好的，但由于生鸡蛋之中有一些病菌与寄生虫，故而要将鸡蛋打散，用开水冲服。香油性甘平，也可以起到润燥减肥的功效，经常食用香油能够起到预防口腔疾病的作用，对咽喉起到非常好的保护作用。

为了抑制咽喉疼痛多发，平常的时候必须要注意饮食，多吃富含维生素C的水果蔬菜，以及富含胶原蛋白以及弹性蛋白的食物，如鱼、牛奶、猪蹄等，千万不要吃辛辣食物以及长时间抽烟喝酒。

冬、春是咽喉疼痛比较多发的季节，大家必须注意防寒保暖，经常开窗通风，尽量保持室内合理的温度与湿度。许多咽喉疼痛都是由原发病引起的，如鼻塞、伤风感冒、龋齿，因一旦有了感冒症状就应该及时治疗，不要胡乱吃药或是“硬扛”，否则会引起喉部的菌群失调，极容易造成第二次的感染。

紫菜蛋花汤，疗效你想不到！

很多人可能都曾经有过偏头疼的经历，发作的时候尽管拼命地按揉太阳穴，可是疼痛感也不能得到缓解，不得不吃止痛药。偏头痛患者一般都有家族病史，但是具体的发病原因，现代医学的解释也不是很清楚。

陈女士是一家公司的销售主管，因为行业间竞争非常激烈，加班已经成为习惯。即使回家躺在床上，仍然难以入睡，这样的事情让她感觉非常疲惫。如此这般一年后，陈女士就患上偏头疼，对她的工作生活造成了极为不利的影响。

陈女士以前只是偶尔出现偏头疼，且基本都是来月经的时候发作。自从升任销售主管以后，经常加夜班，生活没规律，偏头疼也随之越来越严重。一旦发作眼睛见不得光，同时觉得头上的血管在跳动，头就像要炸开一样，甚至还感觉想吐。假如最近的睡眠质量比较好，偏头痛的症状就会缓解一下，但一忙起来，还是反复发作。她希望我能根治并杜绝偏头痛的发作，但她又担心自己的身体虚弱，吃过多的止疼药影响身体健康。

了解到陈女士的来意以后，我给她开了一个极为简便的食疗药方，就是大家生活中都吃过的紫菜蛋花汤，或者去吃一种叫海苔的零食（其实就是紫菜干），多吃这两样食物，就能缓解偏头疼的发作。这个秘方最关键的食材就是紫菜，紫菜当中的镁元素特别丰富，被称为镁元素的宝库。据有关部门测定，100 克紫菜当中就含有 460 毫克镁，而 1 千克鸡蛋当中镁元素的含量才只有 230 毫克。正是这个镁元素，对于预防偏头疼有显著作用。

陈女士按照我的方法，晚上便做了味道清爽的紫菜蛋花汤；白天上班，没事的时候就吃海苔。果然，这样坚持了三个礼拜的时间，偏头痛的症状就全部消失了，工作上的压力也减少了很多。她还将这个办法告诉了她的一些同事，大家感觉效果非常明显。

造成偏头痛的原因目前还没有完全搞清楚，以前医学界认为偏头痛的发作与脑兴奋性增高、一氧化氮代谢系统功能障碍、神经介质异常、血小板功能异常等有关；近年来医学界注意到，镁离子与上面所讲到的问题都有关系，在偏头痛发作症状中扮演非常重要的角色，特别是对偏头痛患者进行研究时，发现他们身体处于低镁状态。

发现这个现象后，众多医学家进行了反复研究考证，其中最经典的案例有两个：将急性发作的中重度偏头痛患者随机分成两组，一组用滴镁剂进行镁元素的补充，一组则吊生理盐水，只是进行心理安慰。结果两者的差异非常明显，吊镁水的那一组患者，有效率达到了 100%，而吊盐水的那组只有不足 10% 的人有所好转！另外，在医学上常用口服硫酸镁 10 毫升，一日三次，2 个月为一疗程的治疗方法，在临床上所取得效果也是非常不错的。

需要大家注意的是，茶、咖啡等含有咖啡因的饮料，以及巧克力、酒、干奶酪和火腿肠、香肠等烟熏的肉类，都是偏头疼的诱因，所以患者应该注意合理饮食，这样才能很好地取得预防的作用。此外，精神紧张或失眠都会诱发偏头疼，希望大家能够注意。

腰肌劳损，试试韭菜加冰糖

腰肌劳损是指腰部肌肉、筋膜、韧带软组织的慢性损伤，较为常见的有腰骶关节炎、腰肌劳损、腰背筋膜炎、第三腰椎横突综合征等。现代人的工作压力非常巨大，长时间弯腰或是没有正确的坐姿，都极有可能造成腰部的损伤，露卧贪凉、汗出当风、风寒湿邪侵袭腰部等都会导致腰部痉挛、水肿、局部充血以及慢性无菌性炎症等。如果不注意休息调养，就会引起腰部的损伤，致使腰部隐痛，甚至是经常反复发作。

陈先生因为腰部问题前来就诊，经过询问病情之后了解到，他的腰骶关节四周总是胀痛，压痛点非常明显，腰部现在直立都非常困难，特别是在弯腰的时候，疼痛就会加剧，对陈先生的工作以及生活造成了很大的影响。我在询问中了解到，陈先生在一家公司当文员，因为长时间使用电脑，总是保持一个坐姿，而且姿势非常不正确，以至于腰部受到了损伤，长此以往，就造成了腰肌劳损。此外，因为夏季炎热，公司的空调很少关上，所以腰部时常受到风寒是难以避免的。

我于是给陈先生选择内服的方子：鲜韭菜根、冰糖各 30 克，将新鲜的韭菜根洗净，加入适量的水，加入冰糖调匀，每次喝的时候应该先温热。韭菜能温阳补虚，理血行气，《本草拾遗》称其能够调和脏腑，对胃寒有治疗作用，而韭菜根行气散瘀的效果更佳。韭菜对于身体虚弱、跌打刀伤都有治疗功效。

在用这种方法治疗的时候，我建议陈先生多做康复锻炼，尤其是腰部的活动，加强腰背肌锻炼，可以促进血液流通，同时加强腰部肌肉的力量。比如可以做广播操，也可以练习太极拳。对于因长时间劳动或坐姿不当引起的腰肌劳损可以做以下动作以起到缓解的作用。

1. 按揉腰俞穴、肾俞穴、阿是穴、委中穴，每个穴位按揉约 2 分钟；

2. 两手微微握拳，不要太紧，在腰部两侧凹陷的地方轻轻叩击，力量要均匀，绝对不能过度用力，每次叩打的时间不超过 2 分钟为宜；

3. 两腿分开与肩部同宽，两手背在后面，沿腰两侧骶棘肌上下按揉 100 次，最好是感觉腰部微微发热；

4. 双手叉在腰部，两腿分开的距离应该与肩同宽，腰部放松，呼吸平缓，做前后左右旋转摇动，开始旋转幅度应该轻缓，逐渐加大，最佳的次数以 90 下为宜；

5. 弹拨痛点的次数约为 20 次，最佳的时间为 2 分钟。

陈先生开始按照我的嘱咐按时服药，锻炼身体，两个星期后，陈先生到我这里复诊，表示腰痛的症状已经缓解很多，腰部可以直立、弯腰，并且感觉不像以往那样疼痛了。我提醒陈先生一定要注意坐姿，不能长时间站立，总是保持一个固定的姿势 20 分钟肌肉就会非常紧绷，保持任何一个动作时间太长都是不好的，而错误的姿势更会引起腰部的疼痛。

还有一个方子对于腰肌劳损能够起到缓解作用：大豆 200 克，米酒 300 毫升，将大豆炒热之后，趁热用酒浸泡，加入少量水之后煮成汁液，顿服。大豆性平味甘，可以起到润燥消水、消炎解毒、排脓止痛、健脾宽中、益气的作用，《日用本草》上面说其可以“治肿毒”。大豆里面富含丰富的蛋白质，以及人体所需的氨基酸，还有大豆皂苷，可以提高人体的免疫力；米酒又称酒酿、醪糟，性温，能够补血活气，散结消乳，《本草纲目拾遗》中称其可以“行血易髓脉”。米酒具有多种维生素、葡萄糖、氨基酸等营养成分，饮用后可以提神开胃，并有养血活气、补肾滋阴的功能，温热饮用对腰酸背痛、风湿性关节炎、手足麻木等疾病都有很好的治疗作用。

足跟痛，用醋泡

足跟痛非常容易理解，足跟痛是指足后跟与地面接触的时候引起疼痛，比如患者在早晨起床或是睡觉时间过久、坐姿过久而站立，尤其刚走前几步的时候感觉疼痛，行走过久以后疼痛感还会加重，这种病在老年人群之中多发。

我的一个婶婶，脚后跟阵痛有几个月了，在医院的时候被告知需要做手术，吓得老太太立刻回家了。可是，脚上的疼痛还在，总是这样也不行啊。一天，她让我哥哥打电话过来。我仔细询问了情况，告诉他这个病做手术效果明显，用注射器扎入脚跟的皮肤，在足跟深处打一针，注入一些激素，也能取得很好的效果，但是老人都不同意这种做法，将针头刺入那样敏感的区域，年轻人都会感觉恐惧，更不要说是老人了。

我于是告诉了她两个小秘方让他母亲试一试，不用怎么花钱，就是作用慢，需要一个多月的时间。

第一个方法就是“跺脚”。患者先是坐在一个椅子上将脚翘起来，让脚背向上，只有脚跟点地，然后用足跟对地面进行反复跺，力量必须要循序渐进，频率逐渐加快，跺脚的疼痛要在患者承受的范围之内。每天多次练习，坚持一个月为宜。

第二个使用的方法就是用陈醋泡脚。以陈醋加热放入盆中，泡脚的时长以 30 分钟为宜，每日早晚各一次，可连续浸泡一个月。

另外，在治疗期间，患者应该避免长时间步行。假如没有办法避开长时间行走，应该选择穿厚一点的软底鞋，或者在足跟处垫上松软的垫子，尽最大努力保护足跟部位。

老人开始按照我说的办法训练，两个星期以后，我特地询问现在的情况，婶婶非常高兴地说已经有效了，不像以前那样疼痛了。又过了两个多星期，婶婶亲自打电话过来，说自己脚跟已经不疼了，让她感到意外的是，居然将脚气也治好了！足跟痛在最开始的时候被认为是长了骨刺，但后来经过进一步的研究发现这是误解。足跟痛主要是跟骨及周围软组织因慢性损伤，从而导致了无菌性炎症。在临床上，局部注射激素注射的效果非常好，主要是因为激素直接作用患处，抑制了炎症反应。但是，在这样神经非常密集的地方打针，会是一种钻心的疼痛，很少人接受这样的治疗方式。

跺脚跟的方法，如同是对脚底进行按摩，起到改善足部血液循环的作用。另外，在跺脚撞击地面的过程中，也会使足跟深处受伤的软组织结构得到改善。注意跺脚跟的时候应该翘着脚，使小腿肌肉收缩，这是发挥作用的关键步骤。

还有一些方法能够起到治疗足跟痛的作用，例如用手按摩、揉搓足跟，以拳头轻敲足跟，但与跺脚法相比，可能就显得有一些麻烦。

至于用醋泡脚跟，一方面是通过温热刺激改善足跟部位的血液循环，起到止痛、消炎的作用；另一方面，醋的主要成分为醋酸，同样可以消除足底部的无菌性炎症。

有的人可能会认为，足跟痛只是一个非常普通的炎症，为什么治疗它需要花上一个月的时间呢？没错，这并不是非常严重的病症，但问题的关键是，炎症位于足跟深处，而并非是表面，治疗必然需要很长时间了，治病还需要有耐心。

呃逆不止，试试八角茴香汤

呃逆其实就是我们平时所说的打嗝，指的是胃气上逆，喉咙间发出了短而急促的声音，这是一种常见生理现象，因横膈膜痉挛收缩而起。

导致呃逆的原因有很多种，病情较轻，能够自行消退，但是有些人会出呃逆不止，这就属于顽固性呃逆了。

我丈夫的胃肠功能不是很好，吃过饭后打嗝不止，中医上将这种打嗝归为“嗳气”之列，打嗝的时候难以自制，打嗝有时候出声有时候不出声，他经常因此痛苦不堪。

后来，我无意中在一本杂志中看到了有关八角茴香治疗呃逆症的报道，之后每次他打嗝不止的时候，我都会为他煎煮八角茴香汁，效果非常好。

具体做法为：将20克左右的生八角清洗干净，捶碎，然后放入锅中，倒入适量清水进行煎煮，等到煎至药汁浓缩至一半的时候，就可以服用了。

由于丈夫胃寒严重，因此在为他熬煮八角茴香的时候我还倒入了适量蜂蜜，连续喝了一个月之后，他的呃逆症状就彻底消失了，食欲也较以前大增。

八角茴香分布在我国的福建、广东、广西、云南等地，其果实可以用来做调理，也可以入药。香味浓烈，具有驱虫、温中理气、健胃止呕、祛寒、兴奋神经之功。

八角茴香中的主要成分为茴香油，可以刺激胃肠神经血管，促进消化液分泌，同时增强胃肠动力，能够缓解胃痉挛，同时具有止呃逆之功。

但是要注意一点，野生的八角果实有剧毒，误食会致死，因此，一定要到市场上购买人工种植的八角茴香，不能自行到野外采摘其果实，以免发生意外。

流鼻血不止，快用小秘方

流鼻血是常见现象，有的人会在头昏脑涨的时候流鼻血，有人会因感冒流鼻血，有人会因鼻子受到坚硬物体撞击而流鼻血，有人会因起床突然流鼻血，有人会因天气热而流鼻血……

流鼻血的诱因很多，而且很多时候，流鼻血非常突然，措手不及，下面就为大家介绍几种迅速止鼻血的秘方。

一、冷刺激

具体做法：紧捏着鼻梁上部硬骨两侧凹陷处，喝一口冰饮，之后将冰饮瓶子放到前额上。也可以取一大碗冰水，之后将手帕卷成细条状浸泡在冰水中，之后塞进鼻孔中，塞得越深越好，目的是压迫出血点，刺激局部血管收缩，之后整个鼻子浸到冰水中，以加强冷刺激。鼻子出血量大，直接将整个鼻腔浸泡到冰水之中即可。

二、艾草汁

具体做法：取适量新鲜艾草，用力揉搓，直到揉出汁液来，之后将汁液擦到鼻孔中，鼻血就能被止住了。此法适合天气燥热导致的流鼻血。

艾草具有调经止血、安胎止崩、散寒除湿之功，还可以根治风湿性关节炎、头风、月内风等。现代医学证明，艾草具有抗菌、抗病毒、止咳、平喘、镇静、护肝利胆之功。

三、烤明矾

具体做法：将烤明矾放到干净的碗中，倒入适量温水溶解，然后取出一小块脱脂棉揉成圆形，沾上适量烤明矾放在鼻孔中。

此法适合经常因闹心而流鼻血，病因不祥，出现此现象，很可能是脑动脉硬化的征兆。对于此类患者来说，规律饮食、正确的疗养方法非常重要，止血之后及时到医院就诊。

贫血，羊骨熬粥效果佳

贫血指的是人体外周红细胞容量减少，低于正常水平。导致贫血的原因很多，如红细胞减少，造血微循环异常，造血原料不足或利用障碍等。小儿、女性是贫血的高发人群。

记得小的时候，姨妹由于挑食患上了贫血症，经常头晕目眩，面色苍白。后来，一个老中医给小姨推荐了一个秘方——羊骨熬粥。

具体做法：取1000克左右的羊骨，100克粳米，精盐、生姜、葱白各适量。先将羊骨打碎，之后放入锅中，倒入适量清水煎汤，取汤和生米一同熬粥，等到粥即将炖熟时，加入精盐、生姜、葱白，煮两三成沸就可以了。

每天小姨都会为姨妹烹调此粥，非常美味。此粥要趁热空腹食用，每半个月为一疗程。羊骨粥治疗贫血适合在冬季服用，具有补肾气、强筋骨、健脾胃之功。

此粥适合由于血小板减少性紫癜和再生障碍性贫血，但是要注意，感冒发热期间禁止服用此粥。除了羊骨粥，动物肝脏粥也能够治疗贫血。

对于老年体弱、病后、产后羸弱、虚弱劳损等一切气血不足患者来说，煮老母鸡粥是最佳选择，其滋养五脏、补血之功俱佳，但是同样，感冒发热者不能服用。

除此之外，龙眼也是治疗贫血的上品。具体做法：取龙眼种子 30 粒放入干净的锅中，倒入两碗清水，开火滚煮 5 分钟即可，可以掺入少许白砂糖，具有清肝火之功，每天上午 10 点左右饮用即可；也可以取龙眼 30 克，每天下午四点左右吃，不咽果渣即可。

龙眼在下午四点左右吃效果更好，很多人都知道吃龙眼有益，却不知道其正确吃法，不恰当的时间吃龙眼会大动肝火，导致流鼻血等反应。上午 10 点的龙眼茶饮和下午 4 点生吃龙眼肉刚好相对。正确食用龙眼，不但能够补血养身，还能够避免上火。

上述两种方法都非常简单，并且效果俱佳，对于素食主义者来说，后一种方法绝对是最佳的选择。

上班没精神，试试枸杞子

我有个做编辑的朋友，每天下班回来之后脸色暗黄，疲惫不堪，只想倒头就睡，真正躺下了还睡不着，慢慢地，她居然有了辞职的念头，认为这个工作会毁了她的身心。我劝她先别忙着辞职，试试我给她推荐的能够缓解疲惫的方法之后再做决定。

她一听，来了精神，问我是什么神奇的方法，我告诉她说——枸杞子泡茶。她将信将疑，小小的枸杞子真有那么强的功效吗？

于是我耐心地跟她解释道：“你这种疲惫是工作过度导致的，因为编辑工作虽然每天坐办公室七八个小时，但是遇上赶稿子的时候全身的精力集中，精神过于紧张，压力感迫切，才会疲惫不堪。人体内的能源在这种情况下过度消耗，这个过程中乳酸和丙酮酸会大量产生，它们是人体中的代谢垃圾，容易让人体产生疲劳。休息的时间不足，体内垃圾就会大量残留，甚至存储，身体内带着一大堆垃圾，肯定一天到晚累得直不起腰来。”

之后我又为了她介绍了枸杞子治疗疲惫的原理。枸杞子中富含枸杞多糖，可以加速体内代谢产物排出体外，及时将体内垃圾清除出去，身体自然非常轻松。

枸杞子还可以增加肝脏中肝糖原含量，糖原为人体中储备能量的物质，肝糖原的量增多，就意味着体内储备能量多，做事的时候精力才能更旺盛，不容易疲劳。

我的这位朋友没有辞职，坚持每天取 10 ~ 20 克枸杞子放在开水中泡，代替了她日常饮用的花茶，等到枸杞子的味道变淡之后再换上新鲜的枸杞子，她只喝了一个月，精神状态大好，每天回家之后笑呵呵的，蹦蹦跳跳显示出了二十几岁女孩应有的朝气。

枸杞子除了可以抵抗疲劳，还具有一定的降糖、降脂功效，能够在一定程度上增强自身免疫力，久服能够强筋健骨，强壮身体。

在这里要强调一点，购买枸杞子的时候最好看一下产地，在我国，盛产枸杞的产地主要有三个：甘肃的张掖一带；宁夏中卫、中宁等地；天津。以宁夏产的“西枸杞”为上品。

焦虑不安，喝粥就能得到改善

一天，一个二十岁出头的女孩来到我诊所，女孩身材高挑，白皙的皮肤，非常漂亮，可正是眼前这个漂亮的人儿，却眉头紧皱，我笑着说："什么事情把你愁成这样啊，眉头都快皱成一团了。"

听到我的玩笑话，她才慢慢放松下来。原来，女孩刚刚大学毕业，由于容貌姣好，成绩良好，屡屡面试都非常顺利，最后女孩终于选择一家大公司做秘书工作，但是刚刚上任，任务繁重，自己又是个求胜心切的人，每天加班加点，不断为自己施加压力，可就在最近一个月，每天晚上都出现失眠现象，第二天早上醒来之后黑眼圈满布，头晕眼花。她也是个注重养生的人，因此安眠药是断断不会吃的，可失眠仍在继续，工作也仍旧繁忙，搞得她一天到晚焦虑不安，愁眉不展。

我告诉她，焦虑是心理压力过大所致，应当多进行自我调节，光靠药物疗效并不会太显著，更不能靠安眠药来解决问题。当然了，单纯靠心理开导也是不行的。我让她喝些酸枣仁粥试试。

具体做法：取酸枣仁 30 ～ 50 克，捣烂之后放入锅中，加入 1500 毫升清水，开中火熬煮至剩下 1000 毫升水后倒入 100 克大米，熬煮至米熟，酸枣粥就烹调好了。也可以在粥中加入适量盐、糖等调味，每天喝上一碗，焦虑症就能够得到缓解，甚至消除。酸枣仁粥是出自《太平圣惠方》的名方，专治焦虑、失眠。

酸枣的主要成分为酸枣仁皂苷，具有镇静、安眠之功。市场上出售的安神镇静类中成药物大都含有酸枣仁皂苷，如静安胶囊、宁心安神口服液等。

小姑娘听完我的介绍之后非常高兴，我提醒她，酸枣仁质地坚硬，种皮结实，所以一定要捣碎才能将其中的酸枣仁皂苷释放出来。如果觉得放入锅中熬粥影响口感，可以将酸枣仁捣碎后放入纱布之中，之后同大米熬粥。

小姑娘问我，有没有更简便的方法，因为她的工作非常繁忙，而且多数时候都在公司，根本没时间自己做饭，更别说熬粥了，我想了想，对她说，也可以将捣碎的酸枣仁放入带有过滤网的杯子中沏水喝，操作简便，也能够达到治疗焦虑的目的。

女孩听完我的话，道谢之后便回去买酸枣仁了，每天将其代替茶来饮用，半个月之后，女孩又来到我这儿，这次，她的眉头已经不像上一次那样紧皱了，整个人看上去神气得很。她告诉我，自己现在的睡眠质量比以前高多了，平时工作注意力也容易集中，工作的状态非常好。

酸枣仁粥非常适合上班族女性服食，能够充分帮助此类女性解决生活中的困扰，防止焦虑，帮助此类女性充分入眠，对于身心健康、工作等均有非常大的帮助。

一小时内解决醉酒，穴位按摩有奇效

我认识很多做生意的人，他们经常会出去应酬，喝酒也就成了难以推卸的“责任”，为了防止醉酒，这些人经常随身携带藿香正气胶囊、大山楂，并且常常酒后按摩穴位。这些都是我教给他们的方法。

中国酒文化源远流长，但是无论什么样的酒都应当适度饮用，过量对身体的伤害是比较大的，还可能会耽误正事。

很多人对酒有着难以割舍的情怀，可酒毕竟不是水，喝多了会醉，大量的酒精会存在肝脏中，造成酒精肝，同时还会损伤胃肠、神经等。酒后驾车引发的悲剧也屡屡发生。可仍旧有很多人为了应酬而大量饮酒。按摩足三里就是一种非常好的解酒方法。

如果你在应酬的过程中喝醉了，腹中难受，头痛恶心，隔天后症状仍未能缓解，则可以通过按摩足三里穴来改善症状。按揉的时候如果能够感觉到腹中舒服，并且有肠蠕动感觉，则说明酒食进入了小肠之中，应当接着按摩巨虚和足底小肠反射区才可以。通常情况下，持续按摩 10 分钟左右症状就能够得到缓解。

如果按摩足三里的过程中恶心加重，则说明酒食停滞胃中，可将拇指探入喉咙处催吐。此时食物和酒精对胃黏膜产生了伤害，食物、酒精如同毒素一般，所以要将其吐干净才行，吐的过程中可饮用加了少许食盐的水，能够帮助清肠洗胃，迅速将变质食物排出体外。

最后按摩中脘穴、足三里穴，加按足底反射区、太冲穴、中封穴即可增强肝脏解酒毒的功能。

虽然穴位按摩的方法能够解酒，但是还要注意一点，饮酒之前胃不能空，否则非常容易醉酒，对胃黏膜的刺激也是比较大的。

解酒的方法还有很多，如生萝卜解酒；藿香正气解酒法；大山楂丸解酒法等，虽方法简单，但疗效颇高。为了降低酒精对人体的伤害，还是应当多学习解酒之方的。

敲打胸骨，有效增强免疫力

记得有一次，一个二十多岁的年轻小伙子来我这里看病，表面上这个小伙身体强壮，可是他却无奈地告诉我，说自己的抗病能力非常差，三天两头大病小灾的，问我有没有什么办法增强免疫力。

我想了想，敲打胸骨就是非常好的方法。在男性胸前两乳头中间第四肋骨处有个重要穴位——膻中穴，我用手按压他的膻中穴，他出现了胀气、打嗝情况，说明他可能存在疲劳过度、气郁等症，按照此法按压，他的胸骨下段剧烈疼痛，就连喘气的时候都觉得胸骨下部疼痛。

通过按压胸骨反映出了他的身体健康状况，因此经常敲打胸骨对身体健康是大有益处的，还能够改善心脏血液循环。

胸骨为扁平骨，位于第四胸椎到第八胸椎之间，也就是胸正中处。每天握拳，用第二指节敲打胸椎处 300 下，坚持不懈，能够丰富该处血液循环，同时增强自身免疫力。

敲打的过程中，小伙子不断打嗝、胀气，这些现象都说明他体内的气息不畅，已经属于亚健康一族，经过仔细询问，我才知道，这个小伙子原来也是办公室一族。待表面上风光无限，整天坐在办公室，但是为了竞争经理一职，他可是颇费心思，年纪轻轻却压力很大，久而久之，身体状况日渐低下。

之后我又为他开了畅通气血、活血化瘀的中成药，并告诉他要坚持每天敲打胸骨，让体内的浊气充分排出体外，以保持身体状况的良好，这才是按摩之后所能达到的最佳状态。

一个月之后，小伙子再次来到诊所，告诉我他现在的精神状态好多了，一个月也没生过病，并且觉得一身轻松，原本竞争压力让他透不过气来，这会儿却能应对自如，看来，只有身体健康，竞争起来才更有信心。

其实，这种按摩方法男女均适用，经常按摩，能够缓解亚健康状态，增强身体免疫力，远离各种“小病”，让自己每天都快快乐乐、健健康康地过下去！

酸枣仁汤，对抗失眠的老秘方

在我们周围，很多人由于工作压力增大，生活节奏加快，或多或少会有失眠经历。任何人的一生中都可能由于工作繁忙、思想紧张、感冒发热或者其他因素出现头痛、头昏、失眠、多梦、疲倦、无力等症，但多数人并不会将其放在心上。如果你的情绪很不稳定，易兴奋，易激动，并且大脑容易疲乏，经常难以入睡，或醒得非常早，好几天都睡不着觉，此时要提高警惕，防止让自己陷入失眠的深渊。

曾经有位年轻的女性来到诊所，她身居高位，每天工作繁忙，睡得很晚，可最近一个星期，她基本上都要到子夜一点才入睡，在床上辗转 40 来分钟才能睡着，每天早上醒得很早，经常四五点钟就醒了。并且可能是压力太大，她经常觉得头晕、口干，脾气非常暴躁，稍不如意就大发脾气，她的下属背后都叫她“母夜叉”。

她问我有没有什么治疗失眠的药物？我告诉她，导致失眠的原因很多，症状也不尽相同，应当将情况说得具体一些。她想了想说，自己的睡眠很浅，丈夫稍有动静就会将她惊醒，睡觉的时候爱做梦，一直到天亮。

再有就是她爱出汗，无论有没有做噩梦，一睡觉就会出一身汗。为了保证良好的睡眠状态，她曾喝过牛奶、听过轻音乐，也做过按摩，但是失眠症状仍然没得到缓解，又不敢吃西药，担心有副作用，只好来询问中医。

听到这儿，我差不多明白她是怎么回事了，于是让她张口，看到她舌红苔白。她说自己经常口干，半夜总想起来喝水。

于是，我告诉她所患的失眠属于血虚性失眠，应当养血安神。我为她开了酸枣仁汤加味方，构成中药：酸枣仁 30 克，知母 12 克，茯苓 15 克，川芎 10 克，炙甘草 6 克，再加上生牡蛎 24 克，生龙骨 12 克，一共 3 剂，用水煎服。我告诉她服药一两天后症状如果有改善要再来诊所一次。

酸枣仁汤，见于东汉张仲景所著《金匮要略》一书，书中有这样的记载："虚劳虚烦不得眠，酸枣仁汤主之。"就是说，本方可治疗因虚烦所致失眠。中医认为，"心藏神"，"肝藏魂"，失眠和心肝二脏的关系非常密切。"肝主藏血"，血虚则生内热，虚热内扰，再加上血虚不能养心，则神魂不宁，因此心烦不得眠。

方剂之中，酸枣仁性平，味甘、酸，具有补血养肝，益心安神，敛汗之功；川芎，性温，味辛，可活血、行气，调血疏肝；知母，性寒，味苦，质润，可清热降火，滋阴除烦；茯苓，性平，甘淡无味，可宁心安神；甘草清热，调和诸药。上述诸药配合在一起使用，能够滋阴养血，清热降火，调血疏肝，安神除烦，治疗肝血不足，虚热内扰，肝阳上旋导致的虚烦不得眠等症。所以，酸枣仁汤主治的失眠为肝血不足，虚热内扰，血不养心导致的，失眠者经常伴随着心悸盗汗、头目眩晕、咽干口燥、脉细弦等症。

3 天之后，那位女士又来到诊所，她说自己的睡眠状况已经好了很多，但出汗、头晕口干、烦躁等症状还是比较明显。我在上面给出的方剂基础上再加当归 10 克，白芍 12 克，桂枝 10 克，白术 10 克，也是 3 剂。一个星期之后，患者打电话来说症状已经全部消失。

总之，睡觉与人类身体健康之间有着密切的关系。但是在现实生活中，很多人别说睡午觉了，就是晚睡也难得睡安稳。这种生活方式对身体带来的伤害非常大。

养成良好的生活、作息习惯，对于睡眠质量的提高非常有帮助。如果确实难以入睡，或者伴随着其他症状，则需依靠药物治疗，酸枣仁汤就是理想的选择。

孔圣枕中丹，镇心安神、增强记忆老秘方

在众多中草药中，有一味药的名字叫“远志”。远志，味辛苦，性温，入心、肺、肾经，是远志科植物远志的根皮。古人为其取名远志，指的是服药过后可以变得志向远大，智慧增益。葛洪《抱朴子》记载这样一则故事，有位叫陵阳仲子的人，服远志 20 年后，不但又拥有了生育能力，记忆力大增，凡是读书所见内容均可过目不忘。

现代医学研究表明，远志具有豁痰开窍之功，能够治疗痰迷神昏，常和菖蒲、郁金等同用；还可安神宁心，治疗失眠、心悸，常同枣仁、茯苓等配伍。其次可以去痰止咳，促使痰液排出，减轻咳嗽，常同杏仁、贝母、紫菀等同服。

现在为大家介绍的中药方剂为“孔圣枕中丹”，由远志、龙骨、石菖蒲、龟甲等成分组成，出自唐代孙思邈的《千金要方》，能够治疗心肾不足导致的失眠、健忘、精神恍惚、惊悸不安等症。

关于此方剂名称来历还有个说法。我们知道孔子为我国古代伟大的思想家、政治家和教育家，弟子三千，后世称孔子至圣大师，也叫孔圣人。而“枕中丹”的意思是珍贵的单方，秘方。顾名思义，这个方剂的背后意义是，读书善忘的人服了此药，能像孔圣人那样资质聪明，过目不忘。所

以，将这个方子命名为“孔圣枕中丹”，或者“孔圣大圣知枕中丹”。

《医方集解》中谈及孔圣枕中丹时说：读书健忘，是由于心血不足，痰与火乱其心神所致。所以此方中选用龟板补肾，龙骨镇肝，远志泻热散邪，且能通肾气上达于心；菖蒲辛散肝郁，开心孔而利九窍。全方重在散痰火之郁，使心肝安宁，则聪明开而记忆强。后人将其列为滋阴降火，重镇安神剂，主治读书健忘、心神恍惚、夜不成眠等。

就在去年，有位父亲带着一个十六七岁的男孩来问诊。这位父亲说，这孩子最近不知道为什么晚上经常睡不着。我告诉他，导致睡不着的原因很多，如吃得过饱、精神压力过大、兴奋过度等，原因不同，方法自然不同。

那位父亲听到此，告诉我说这孩子原本爱说爱笑，非常活泼，现在什么话都不爱和家里人说了。而且爸爸还发现他晚上很晚不睡觉，早上又起不来，成绩也在下降。爸爸觉得这孩子现在与家人的关系越来越疏远。说完，爸爸叹了口气。我看到那孩子在一旁一语未出，呆呆地看着地板。

于是我转而问那孩子为什么会睡不着，起初孩子不肯说话，后来我将孩子的爸爸支开，跟他敞开心扉地谈了起来，孩子告诉我，马上就面临着高考了，可是这次模拟的成绩很不理想，怕自己考不上理想的大学。

我很疑惑，问他，距离高考不是还有半年的时间吗，可以好好准备啊，可是他却摇摇头，说现在自己的状态很差，压力大，睡不着觉，记忆力也下降了很多，经常看完一遍书，合上之后就全忘记了。而且经常烦躁，爸爸妈妈常常唠叨不停，我烦死了。更严重的是，上课的时候难以集中精力，时不时开小差，以前并不是这样的。

听完他说的一行话，我大概明白了。我悄悄地问他，如果没有猜错的话，你应该还有遗精吧？他非常吃惊地望着我，你怎么知道？我告诉他说，这不是什么秘密。像他这种情况在中医典籍中有记载，属于心肾不交导致的失眠健忘。心为阳，属火，居上焦；肾为阴，属水，居下焦，两脏间关系密切，相互交通。心为火，居上，肾为水，居下，水能升，火有降，心阳下降交于肾阴，肾阴上升而济于心阳，使心肾两脏的阴阳、水火、升降处在平衡、相济、协调状态，以维持人体正常生命活动。如果该升不升，该降不降，即为心肾失常。与这个小男生所出现的症状是相同的。

听我这么讲，他非常紧张，激动地问我："那我该怎么办？还有得救吗？我还要考大学呢！"我笑着告诉他，不用担心，喝了我开的方子就可以拥有像孔子一样过目不忘的本领。之后，我将他爸爸叫进来，告诉他，孩子的失眠症结及我的诊断方法。将方剂交给孩子的父亲，并悄悄地告诉孩子的父亲，不用过于担心孩子的成绩，这孩子很有想法，也很有志向。

第二年夏天，那个男孩又来到我的诊所，一副生龙活虎的样子，我一问，原来他考上了很不错的大学。他是过来和我道谢的，他告诉我，自从喝了我为他开的方剂之后，睡眠质量好了很多，与家人的沟通也变得更加融洽。

在我国千千万万的莘莘学子之中，一定还有很多学子因为学习和家庭压力过大而出现失眠，精神恍惚，健忘等症。如果自己可以自我开导，父母能够多些理解、宽容，孩子的学习过程就会轻松很多。学习只是技巧、方法，对人来说，重要的是怀揣远大的志向。不管在哪里，都能做得很好。

打老儿丸，延年益寿的传世秘方

从古代开始，皇帝们就不断追求"长生不老"之方，希望能够寻到永享天年的秘方，炼出"长生不老"之药，于是便有了秦始皇派徐福东渡东瀛求仙丹，嘉靖迷信道教炼制仙丹的故事。

暂且不说仙丹可不可靠，不过宫廷中延寿名方确实不少，如老奴儿丸、打老儿丸、冰玉散等。其中，五石散被查明含毒，老奴儿丸、打老儿丸、冰玉散却被视为延年益寿的良药，今人仍颇受裨益。

在这儿着重为大家介绍的是打老儿丸。打老儿丸名字听着有些奇怪，这里面还有段离奇故事。

相传，很久很久以前，有位年轻女子，手持木棒，在路上追打一个须发皆白的老头，过路皆愤然。论相貌，那女子肯定是老者的晚辈，这种行径是大逆不道的，路人对那年轻女子群起而攻之。谁知那年轻女子的一席话让过路之人惊得目瞪口呆。

原来，那被追打的老者是那个年轻女子的儿子！这名外人眼中的“年轻女子”已百余岁。由于长年服用家传秘方配制的一种药丸，因此容颜不老，虽已百余岁，仍身轻如燕，体态姣好。但是她的儿子却不听她的劝告，不愿服用她配制的药丸，结果七十多岁就须发皆白，老态龙钟。母亲因此事而愤怒，常常打儿子，逼他服药。

听到这里，路人非常惊诧，将“年轻女子”视为神仙，请求她赐予药丸。“年轻女子”丝毫不吝啬，将家传秘方告之众人。打老儿丸由此而来。

但是，此方剂流传至今已几百年的历史，到今天已经有很多版本了。方子的药物种类和配伍比例也不尽相同，早期流传方子因保守而未能留下剂量。古方制作方法比较讲究，也非常复杂，今人已经达不到古人的制作要求，也不能依照古法自己炮制。到了清代，经太医院御医不断完善、总结，才逐渐有了具体剂量。

现在采用的打老儿丸记载于《清太医院配方》中的“仙人还少丹”，其实就是民间的“打老儿丸”，构成药材：熟地黄 20 克，山萸肉 90 克，巴戟天 60 克，牛膝 60 克，五味子 60 克，茯苓 90 克，楮实子 60 克，枸杞子 60 克，小茴香 60 克，肉苁蓉 60 克，杜仲 60 克，远志 60 克，菖蒲 60 克，研成细末后加蜂蜜制成药丸，每丸 9 克，每次服 1 丸，每天早晚各服一次。空腹用淡盐水或温开水服用，连服 5 日就会觉得精神大好，手足轻健，白发转黑，健步如飞，面如童子，百病消。可能古人的形容有些夸张，但上述几味药配合在一起确实可以延缓衰老。

中医认为，肾是先天之本，主一身之精气，这种精气是五脏六腑功能活动原动力。人的衰老通常和先天精气逐渐虚弱有关，因此古代医生多用补肾之方延缓寿命。方剂之中的熟地黄、山茱萸、枸杞子、楮实子具有滋肾强膝、补益肝肾、强壮筋骨之功；五味子具有敛肺固坚、益智安神之功；菖蒲、茯苓、远志能够益智安神。诸药配合即为阴阳双补之剂，既可滋补肾阴，又可温助肾阳；不但能够补肾，还能够补肝养心。

随着生活节奏的日渐加快、工作压力的逐渐增大，人们的生活方式越来越偏离健康航线，亚健康、老龄化人群也在逐年递增，我们身边的很多人，尤其是年纪较大的人，到了五六十岁了，经常会觉得很疲劳，眼目昏花、腰膝疼痛、两脚麻冷，夫妻生活一年也没有几次。每次面对这种情况，我都会向他们推荐打老儿丸。此药性平和，不温不燥、不寒不腻，对上述症状均有非常好的疗效，适用于中老年人。

有些女性朋友坚持服用一段时间后，发现自己的皮肤、气色都变好很多。打老儿丸原本就是从道教发展而来，道教驻颜术是非常有名的，因此打老儿丸也具有这方面作用。打老儿丸在养肾、健脾、调血、乌发等方面都均有非常好的效果，备受医家推崇。

世界上是否存在长生不老之药仍旧是个谜。但是打老儿丸经过了几百年岁月沉淀仍旧被人们所应用，属于延年益寿方药，为中老年人的生活增添了更多色彩。

越鞠丸，赶走郁闷的秘方

现在的人，动不动就“我郁闷啊”，我们可以观察一下，说这话的大都是年轻人，“郁闷”似乎成了他们的口头禅。

当然了，人有七情六欲，谁都不可能天天开心，笑得跟花一样灿烂，偶尔心情低沉、郁闷很正常。但千万不要让这种负面情绪肆意发展，以免患上抑郁症。

现在的人工作压力日趋增加，人际关系日趋复杂化，或突然的变化，都会导致烦躁、失眠、自责甚至逃避等情绪，慢慢地就会演变成抑郁症。

如果你的情绪正处在低落中，如果你正在郁闷，如果你目前正处在困境之中，一定要懂得自己救自己：出去和朋友逛街，寻找适合自己的娱乐方法，懂得暂时遗忘，或者去看心理医生都可以。

有一天，外面阴雨连绵，诊所里没有人，我正坐在椅子上喝茶，这时，一个西装革履的中年男子打了把伞走进诊所，这个人给人一种哀伤的感觉。我问他哪里不舒服，他苦笑了一下，说自己是公司的老板，今年的生意不太好，搞不好公司会赔很多钱，可自己是公司和家里的顶梁柱，只能强顶着。

因此，他每天都过着郁闷的生活，天天吃不好、睡不好，脾气暴躁，但是仍然要压抑怒气，可有的时候，晚上一个人睡不着，就会不断地叹气。他指了指嘴角，我仔细一看，口腔里全是泡。他如同遇到知音一样，将所有的苦水都对着我诉了出来。

我对他说，人不可能总是一帆风顺，度过这次危机，成功离你就不远了。如果因此身体垮了，就再也没有翻身的机会了。

他点了点头，告诉我这段时间经常心情烦闷，唉声叹气、焦虑、神经衰弱，很担心这样下去会患上抑郁症。

的确，现在很多大老板、明星都患上了抑郁症，得上容易，治疗却难上加难，了解了他的症状之后，我为他开了一个方剂——越鞠丸。越鞠丸又叫“芎术丸”，是朱丹溪治疗因气郁、血郁、痰郁、火郁、湿郁、食郁导致的胸膈痞闷、吞酸呕吐、饮食不消等症。构成药材：炒苍术、醋炒香附、川芎、炒神曲、黑山栀等五味药等，研成细末之后，用水制成绿豆大小的丸药，每次服 15 克，用白开水送服。到了明代时，李梴根据朱丹溪的方法制成具有消痰行气、化滞除痞之功的六郁汤。

从中医的角度说，郁证分为以下几方面：气郁容易导致血行不畅形成的血郁（也就是血瘀）；气血郁久了会聚湿食滞，形成湿郁甚至食郁，容易化火形成火热之郁，越鞠丸具有开郁舒气之功，因此可以使气机舒畅，六郁皆舒，痛闷则除。

方剂之中辛温芳香的香附可开气郁；苍术燥湿郁；川芎调血郁；栀子苦寒，可解火郁；神曲消食郁。痰由郁生，五郁得散，痰郁自除，因此用五药就可以统治六郁。如果湿郁重，可以加茯苓、白芷，火郁加青黛。血郁严重再加桃仁、红花。气郁严重再加木香、槟榔。食郁严重加麦芽、山楂、砂仁。痰郁严重加制南星、姜半夏、瓜蒌、浮海石。如果挟寒，可加吴萸。由此可以看出，越鞠丸为治疗气郁、血郁、热郁、湿郁、食郁等的良方，能够调理精气神中的“气”，兼调“精”和“神”，最终重振人体“精气神”。

越鞠丸虽然简单，但是却能够治疗几大类不同郁证，能够帮助现代人普遍出现的“郁闷”之症。

最后，我嘱咐那位老板，服药的时候应当调整好自己的心情，虽说金钱、物质对于一个人来说是非常必要的，可凡事没有过不去的坎儿，不用太过放在心上，顺其自然最好，与朋友、妻子分享，能够减轻心理负担。

第二章　美容秘方

妙用秘方美颜塑体，让女人个个光彩照人

淘米水洗脸，让油腻不复存在

很多女孩都面临着一个让人挠头的问题，那就是脸上的皮肤油腻腻的，看上去油光满面。通常面对这种情况，大多数女孩会选择用强效去油的洗面奶和吸油纸来解决，其实，这对于女孩的面部肌肤来说并没有什么好处，容易导致毛孔粗大。而且吸油纸的价格相对来说贵一些，有些出油严重的女孩每天用吸油纸就要花掉几十元。

市面上确实有些品牌的吸油纸效果不错，但是价格并不能被大众所接受，下面就来为大家推荐一个简便又实惠的方法：用米饭擦脸吸油。

具体操作：将一小团蒸熟的米饭放在手中搓成团状，仅贴在脸上上下左右滚动几分钟即可。米饭团黏性较高，而且非常柔软，在脸上滚动能够起到清洁的效果，用完后就可以感受到原本油腻的脸清爽多了，心情自然大好。

有的女孩可能会说，用米饭不是在浪费粮食吗？这可是不道德的行为，其实，用淘米水也是不错的选择。每天用淘米水洗脸 2 ~ 3 次即可。

可以将白米放在清水中反复搓洗，倒掉淘米水，然后再加清水反复搓洗，留第二遍淘米水，放到冰箱中保存一夜，到了第二天放入适量温水洗脸，效果非常好。

我的一个朋友的女儿就遇到了“油光满面”的问题，我将这个方法推荐给她，她回家后连续尝试了一个星期，便基本告别了吸油纸，面部油光也得到了很大的改善，而且皮肤变得更加细腻、白皙了。

大米的主要成分是淀粉，绝大多数人只知道大米可以用来饱腹，却并不知道它还能够去除油脂。其实用淘米水洗脸这个秘方在很久以前就被发现了，肥皂尚未发明以前，很多人把淘米水当肥皂使用。

大米呈现出一定的碱性，可以水解脂类物质。此外，大米中淀粉含量丰富，经过一系列化学反应后能够转化成烷基糖苷，正是这种物质，是我们日常使用的洗洁精的有效成分之一，这样一说，大家也就更清楚为什么淘米水可以去油了。

大米中除了含有去油成分，还富含多种维生素等营养物质，所以经常用淘米水洗脸，可以祛除面部油脂、滋养肌肤、美白、嫩肤、美肤。

别在浪费钱去买吸油纸了，也不要再用什么强效去油的洗面奶伤害我们的面部肌肤了，把省下来的淘米水充分利用上，你的肌肤自然不油腻、变细滑。

口唇干燥，眼药膏比唇膏好用

寒冷的冬季，凛冽的寒风袭来，身体的很多部位都非常容易发生皲裂，如手、脚、口唇等，尤其是口唇干裂，让很多女性朋友都感到尴尬。上班的时候要找时间去“补妆”，干裂的口唇让整张脸失去了华光。

导致皮肤皲裂的原因主要为皮肤油脂不足，我们人体内的油脂具有保水之功，因为有了油层，所以水分才不容易流失；其次，油脂对于皮肤正常代谢来说意义重大。

到了冬季，皮肤中的水分更容易挥发，此外，皮脂腺在低温的情况下油脂的分泌量会降低，因此，如果患者在冬季的时候经常接触碱性物质，如肥皂、洗手液等，就非常容易发生皲裂现象。

冬季，女性是离不开唇膏的，可是唇膏总给人一种“治标不治本”的感觉，刚刚涂过没多久，嘴唇又开始干裂了，在这种情况下，选择眼药膏要比唇膏抗皲裂的能力更强。

原因很简单，市场上常见的眼药膏的主要成分是凡士林油脂，同唇膏一样有滋润之功，而红霉素眼药膏除了能够滋润口唇，其中的红霉素还具有消炎杀菌之功，非常适合干裂、有伤口，甚至流血的嘴唇，并且，眼药膏要比唇膏的价格低很多。

在这里，还要提醒大家注意一点，很多没有涂抹唇膏习惯的女性朋友会在口唇干燥的时候用舌头去舔，同时用唾液润湿嘴唇，但是我们要明白一个道理，我们的唾液中没有油脂，更不能做到隔水保湿，无论舔多少次，水分都会迅速地挥发掉，并且唾液中的蛋白成分会在水分挥发之后干在口唇上，导致皲裂现象更严重，口唇一动就会产生撕裂感，非常难受。

用眼药膏代替唇膏，是一种廉价的摆脱口唇干裂的方法，不但能够让女性们远离尴尬，还能够摆脱干裂带来的不适感。

得了灰指甲，试试花椒蒜醋液

灰指甲，又称甲癣、甲真菌，为常见疾病。指趾都能够发生，趾的患病概率更大些，成人甲真菌患病率在 6% ~ 8%。

通常情况下，灰指甲没有自觉症状，病甲的颜色、形状、质地等均会发生改变，比如变薄、变形、失去光泽等，有的时候会变成“钩”状，有的时候会变成“喇叭”状，颜色也会发生改变，因菌种的不同而出现不同颜色，常见颜色为灰黄色，也可能是黄色、红色、白色、绿色等。

患上灰指甲后，指趾外观会变得非常难看，指趾末端不适，甚至出现指趾损害，感染源散播到全身。

现代女性，为了让自己的指趾甲更漂亮，会选择各式各样的美甲方式，岂不知，美甲的过程中，大量化学物质伤害指趾甲组织，进而导致指趾甲抵御能力下降，真菌趁机侵袭，灰指甲突发。

由于现代人灰指甲发病率非常高，因此，大街小巷张贴的广告、电视广告、收音机广告等都出现了与灰指甲有关的内容。现在很多女性为了尽早摆脱灰指甲困难，轻信广告，不但延误了最佳的治疗时间，还使得灰指甲症状越来越严重。

有些口服药物能够治疗灰指甲，但是这类药物副作用非常大，很可能会导致肝功能异常，对身体的危害比较大，因此很多人怯于使用。

还有一些外用药物，先将烂指趾甲去掉，然后长出好指趾甲，但是这个过程所要承受的疼痛是比较大的，起码要经历一个月的时间。

下面就为大家介绍一种既能够治疗灰指甲，对身体又不会产生什么毒副作用的秘方。

取 100 克大蒜，去皮后同 20 克花椒一起放在玻璃瓶里面，然后倒入 500 毫升的陈醋，浸泡 3 ~ 4 天即可。使用的时候，先用热水泡脚 10 分钟，之后用小刀或剪刀将软化部位的患甲削薄，将患处浸泡在花椒蒜醋液中浸泡 15 分钟左右，将棉花浸泡在花椒醋液中，然后放在患处，最后对患处进行包扎，每天坚持使用此法，坚持一个月即可见效。

由于灰指甲为真菌所致，因此治疗的过程中应当秉承着抗真菌的治疗原则，花椒性温，研究表明，花椒的抗真菌功效非常好；大蒜的抗菌功效自然不必多说；陈醋本身也具有一定的抗真菌功效，将三者配合使用，抗菌作用会更强些。

通过这种方法治疗灰指甲，效果不会比药物治疗差，同时能够省去一大部分的资金和时间，还能减轻治疗痛苦。并且，治疗的过程中所选择的材料都比较常见，在厨房中就能够找到。

此外，患有灰指甲的女性最好远离高跟鞋，原因很简单，虽然穿上高跟鞋之后的女性显得高挑，彰显女性身材，但是由于高跟鞋的结构特殊，鞋头空间狭小，经常穿高跟鞋，脚前掌承受的压力比较大，五根趾头所承受的压力比较大，五趾之间的挤压力较大，长期如此行走，脚趾非常容易变形，甚至出现伤口，感染真菌。

多数女性实际上并不喜欢穿高跟鞋，但是由于工作的原因必须穿高跟鞋，因此脚部疾患的保养也就成了问题。

所以，治疗虽然非常重要，但是脚部的保养也是必需的，只有一边做着保养工作，一边用秘方治疗，效果才能明显。如果上班的时候必须穿高跟鞋，可以随身携带便携的布鞋或拖鞋，出办公室回家的路上及时换鞋，并且尽量避免长时间站立、走路。

熬夜“熊猫眼”，土豆贴脸可改善

中医认为，无论人的饮食起居，还是生活工作，都应当遵守自然规律，不能想什么时间做什么就什么时间做什么，完全不管不顾。

现代人骄傲自满，认为自己已经征服世界，没什么可顺应的，明明该早起晚睡，偏偏要晚起早睡；明明晚上九点以后要睡觉而不是进食，却出去应酬大吃特吃。

有些人下班的时间比较晚，大概九十点钟才能回家，可此时“困劲儿”已过，怎么办？回家上网聊天、看电视，一直折腾到凌晨四五点钟，头昏脑涨、睡意袭来，这时候再上床睡觉，自然睡到中午十一二点钟才起床，早饭是没法再吃了，午饭也就是糊弄，就这样日复一日地度日，“熊猫眼”再也消不下去了，各种疾病也随之而来。

为什么熬夜之后会有黑眼圈呢？因为在我们的眼周围，尤其是眼睑处，这里是人体皮肤最薄的地方，并且皮肤结构组织疏松，经常熬夜加班，睡眠不足，全身气血的运行就会出现障碍，静脉代谢产物增多，血液就会变成青紫色，由于眼下皮肤薄，因此血液的青紫色就能透过皮肤看到，黑眼圈就形成了。

此外，血液循环的速度变慢或是变差，再加上血管中代谢产物增多，就会导致血管壁变脆，水分容易渗入组织中，眼皮组织机构疏松，能够将血管中的渗出水分装下，看上去发肿，也就形成了眼袋。

其实，“熊猫眼”并未让女性朋友们提高警惕，增强关注度，现在不是还有“烟熏妆”吗？整张脸上完妆之后眼圈不也是黑黑的吗？

此外，即便是真的“熊猫眼”，补上一觉症状就能够缓解甚至消除，有什么可担心的啊？但是，对于经常熬夜、夜生活丰富的女性来说，补觉也是不能迅速将“熊猫眼”去除的，可能症状刚刚有所改善，又开始熬夜，“熊猫眼”便反反复复了。

像这种因睡眠不足而导致的眼周围水肿、眼袋、黑眼圈等，有没有什么迅速消除它的方法呢？下面来为大家介绍一个小秘方：用土豆泥或土豆片外敷眼周围皮肤。

将土豆清洗干净后切成薄片，贴在眼周围有黑眼圈的地方，外敷半小时左右即可。那么是什么原理使得土豆具有去除眼袋和黑眼圈的作用呢？

土豆中含有丰富的生物碱，具有促进血液循环、活血化瘀之功，并且土豆中丰富的淀粉具有吸水作用，可以将发炎或肿胀部位的水分吸收干净，进而达到消肿的效果。这也就是为什么很多人打针之后将土豆贴在扎针部位的原因了。

面色不好，试试皇后用过的“洗面药”

我们都听过这样的俗话“十八的姑娘一朵花”、“三十的女人豆腐渣”。女人一过三十，肌肤也就不那么白皙、水润、嫩滑了，变得粗糙、暗黄或苍白。

很多女性朋友为了挽回“颜面”，到美容院花巨额款项整容，岂不知，整出来的容颜很难长久，高级化妆品只能遮掩脸上的瑕疵，却并不能从根本上解决问题。

如今，美容院中的很多整容、美容产品价格昂贵，副作用却频频出现，因垫鼻子、抽眼袋而毁容的女性不在少数；由于使用美容产品而出现过敏现象的也比比皆是。这样一来，不但浪费了大笔的金钱，而且“颜面尽失”。

下面来给大家介绍一种安全有效的抗衰老药物：白芷当归散。

将当归、白芷研成粉末状，每次取等量放入干净的容器当中，用温水调和之后外敷在脸上 20 分钟左右，每个星期敷 2 ～ 3 次。

《本草纲目》上有关于白芷的记载：“长肌肤，润泽颜色，可作面脂。”它是历代医家公认的美容商品，深受达官贵人、宫廷中人的喜爱。在古代的美容药方之中，经常会添加白芷，比如皇后洗面药中就添加了白芷，其主要功效是润泽肌肤。

现代医学研究发现，白芷具有非常好的美容之功，主要是因为白芷之中含有“异欧前胡素”，这种物质具有非常好的祛斑功效，能够改善人体肌肤微循环，促进肌肤新陈代谢，延缓肌肤衰老，抑制黑色素产生，加速黑色素的代谢过程，防止黑色素在组织中大量堆积，长期使用，能够改善肌肤晦暗，还你润泽肤质！

还有一味药可以与白芷通用，效果更佳，这就是大家众所周知的当归。当归是中医药中的常见药材，具有活血化瘀之功，局部外用能够加速肌肤血液循环，促进新陈代谢。此外，当归也具有一定的美白护肤之功。

现代药理学研究发现，当归能够将肌肤中的自由基及时清除，进而延缓肌肤衰老，抑制黑色素产生，将当归、白芷一同敷在脸上，美白护肤的功效会更好，能够解决皮肤暗黄的问题。

此外，将人参、白术、茯苓、甘草一同研磨成粉末状，每次取适量用温水调和，外敷面部 20 分钟，每个星期敷 2 ～ 3 次，也具有美白护肤之功。因为人参、白术、茯苓、甘草这四味药均能够抑制“酪氨酸酶”活性以及黑色素的功效，同时这四味药均具有一定的补益作用，可以滋养肌肤，促进肌肤修复。

对于年过三十的女性来说，这几个秘方无异于“救命稻草”，能够及时解决女性所遇到的年龄尴尬，让三十的女性妖娆妩媚，不再被叫“豆腐渣”、“黄脸婆”。

电脑辐射易衰老，足三里、关元来帮忙

如今，无论是小孩、中年人、老年人，都愿意“抱”着电脑，无论是上班族还是学生，也都喜欢通过电脑工作、学习。没错，信息时代，通过电脑获得知识，或者通过电脑工作便利了很多，繁杂的数据可以瞬间得出结果，使用电脑确实有很多便利之处。

可我们又都知道，电脑虽然为我们带来了便利，可辐射如同电脑中无声的侵袭者，它们偷偷地潜在我们的皮肤表面，导致我们本来光洁无瑕的肌肤上生出了辐射斑，本来水润的肌肤变得干燥，本来富有弹性的肌肤变得松弛，本来明亮的双眼被黑眼圈包围……

没错，这就是辐射对我们的肌肤造成的伤害，它使得白领女性的容光瞬间衰老，身体内自由基在辐射的影响下越来越多，肌肤开始逐渐老化，各种病症随之而生。

尤其对于办公室白领、银行工作人员、编辑等来说，每天都要面对着电脑工作八小时，加班的时候时间会更长，在这种情况下，肌肤衰老已经成了不可抗拒的问题。很多白领女性也因此伤了心，三十岁的人如同四十岁一样憔悴。

那么有没有什么方法能够改善这种状况呢？难不成把工作丢掉？要不就狠点心，到美容院去做保养？

丢掉工作基本上是不可能的，当今找工作难相信很多人都有目共睹。那么后者呢？去美容院，用国际大牌化妆品？这种方法并非不可行，但是花费高，见效虽快，但是失效也快。可能今天做完美容满面华光、肌肤滋润，到了第二天又成了原来的暗黄模样，持续的后劲太短，难不成天天到美容院做美容？

当然不必如此，实际上，女性朋友们可以通过针灸、穴位按摩等方法调理身心，美容保健。每次分别按摩关元穴、足三里穴各 5 分钟，每天按摩 3 次，连续按摩一段时间即可见效。

足三里位于小腿外侧，犊鼻下 3 寸，距离胫骨前缘一横指的地方。找该穴位时，可以从小腿胫骨下端从下到上摸，靠近膝盖附近的时候就可以摸到一个骨头凸起，此凸起处向外侧一横指的地方即为足三里穴。

关元穴位于脐下三寸的地方，寻穴时，先找到肚脐，之后将除大拇指外的其余四指并拢，食指和腹中线垂直，贴到肚脐眼上，小拇指和腹中线交界的地方即为关元穴。

足三里穴为足阳明胃经合穴，为强壮身心的大穴，中医认为，该穴能够调节机体免疫力，提高自身抗病能力，调节脾胃，温中散寒，补肾护肝，延年益寿。

关元穴是任脉上的穴位，具有培元固本，补益下焦之功，元气亏损者可以通过按摩此穴恢复元气。

足三里穴和关元穴配合按摩，就相当于将先天之本和后天之本结合在一起，进而达到固护正气的目的。

近代研究表明，足三里穴、关元穴具有抗氧化、清除自由基之功，每天刺激关元穴和足三里穴，两个月之后，自由基含量和抗氧化水平会大大降低，由此也能证明其保养肌肤、抗衰老之功。

当然了，仅仅按摩两个穴位只能在自身调节范围内改善肌肤，而想要肌肤水润、光滑，还要做好补水工作。比如，长期处在空调房中，肌肤一定会缺水，此时，一定要适当使用补水美肌的基础化妆品。

海带、紫菜、西红柿等食物均具有一定的抗辐射作用，可常吃，食疗配合穴位按摩，再加上一定的补水措施，相信你的肌肤一定能够恢复水润、光滑，衰老自然远离你。

果酸面膜，让你摆脱“老态”

在前面的几节我们就已经说过，女人一过三十，衰老之征显著，高级化妆品就成了女人的最爱，而在众多化妆品之中，面膜就是女性们常用的辅助美容工具。

但是使用面膜有个弊端，就是如果不连续长期使用是很难看出效果来的。刚开始使用的时候，肌肤确实非常水润、嫩滑，但是过不了一天，甚至几个小时之后，肌肤就会恢复到“原状”。

女人一过三十，面部角质层的出现就会越来越频繁，厚厚的堆积在我们的肌肤上，使肌肤变得暗黄、粗糙，老态纵横，那么如何除掉这令人厌烦的角质呢?

答案是果酸。研究发现，果酸能够降低角质之间的粘连性，迫使角质之间分离、剥落。对于表皮下面的真皮来说，果酸可以促进细胞生长，增加胶原纤维、弹力纤维，使得肌肤更具弹性。

在我们的脸上堆积的死皮，实际上就是角质细胞，果酸让死皮脱离，同时促进新皮生长，以达到“换肤”之功。

化妆品店有很多能够去死皮的美容产品，这些去死皮的美容产品中并不含有果酸，价格昂贵。这些去死皮的产品仅仅具有祛除死皮的功效，对肌肤不会有保养之功。而单单使用面膜的时候虽然具有补水润肤之功，却并不能去死皮，在这种情况下，我们只能面膜、去死皮产品一同使用，耗费的时间也是比较长的。

下面为大家介绍一种小秘方，既能够补水润肤，又能够去除死皮，更重要的是非常省钱。

一、牛奶草莓面膜

将草莓 50 克洗干净后捣烂，鲜芦荟榨汁，然后倒入 100 毫升牛奶一同混匀，用方纸膜浸泡后敷在脸上，半小时左右后洗去即可。

二、红糖面膜

红糖 100 克，用热水溶化后，倒入适量奶粉调匀，涂在面部，半小时后用清水清洗干净。

三、酸奶面膜

取适量酸奶放入一干净容器中，倒入适量面粉，调成糊状备用。用温热的毛巾将面部擦拭干净，然后将面膜厚厚地涂抹在脸上，半小时后清洗干净。

以上这三款面膜表面看上去简单，实际上其功效都是有证可依的。牛奶草莓面膜中营养丰富，并且草莓中果酸含量高，在为肌肤补充矿物质、维生素C、维生素E等营养物质的同时去除肌肤表层的死皮，同时深层滋养肌肤。

酸奶面膜中的酸奶在发酵的过程中，乳糖会被大量分解，产生乳酸，也就是说，酸奶中乳酸的含量非常丰富，同样能够去除死皮、滋养肌肤。

红糖面膜中的红糖由甘蔗制作而成，其中富含甘蔗酸成分，在众多果酸中，甘蔗酸分子量最小，容易渗透到肌肤表层，吸收效果明显，可去除死皮、滋养肌肤。

对于皮肤粗糙、松弛、暗黄等，果酸也是有很多治疗效果的，皮肤粗糙、松弛的主要诱因是真皮厚度下降，胶原纤维减少，果酸却能够促进这种物质的生成，使得肌肤恢复弹性。

除此之外，果酸还具有一定的保湿效果，很多女性朋友都有这样的感触：肌肤干干的，没有丝毫油性，常常会受到粉刺的困扰，使得女性朋友们非常苦恼。出现粉刺主要是角质细胞堆积、增生所致，使得皮脂腺的排泄出现障碍，而皮脂腺是皮肤保湿的关键所在。

我们的皮脂、汗液、水分混合，在皮肤的表层形成皮脂膜，能够将肌肤中的营养锁住，果酸恰好能够将皮脂腺开口处的角质清除，畅通皮脂，然后将皮脂分泌到皮肤表面，形成皮脂膜。

但是要提醒女性朋友们注意，有些女性可能对果酸过敏，使用后会出现瘙痒、红肿等，出现此类过敏反应应当立即停止使用果酸面膜；即使是使用果酸面膜之后没有出现不适的女性也是不宜频繁使用的，因为过分去除角质，肌肤就会失去保护层，容易受细菌、粉尘等刺激，进而长出痘痘等。

香菇保湿水，让水润“弹”出来

从古至今，没有哪个女人是不爱美的，尤其是对于现代女性来说，美不美更是茶前饭后谈论的话题。看看当今化妆品行业的发展我们就能感受到女性将美看得有多重要。俗话说得好：“爱美之心，人皆有之。”

很多女性为了自己变得更漂亮，肌肤更有弹性、更滋润，不惜购买昂贵的进口化妆品。我认识一个公司管理阶层的女白领，已经年过三十，虽然风韵犹存，但是眼角的细纹已经掩饰不住褪去的芳华。

并且，由于工作需要，这位女白领经常熬夜加班，承受着巨大的工作压力，久而久之，皮肤变得非常干燥，甚至掉屑，不化妆几乎不敢出门，她很担心哪天容颜尽褪，在公司被人叫作“老女人”。

其实，买昂贵的化妆品不是不可以，每个人的消费水平不同，如果能够担负得起，使用也并不是不可以，但是如果有更经济实惠的方法不是更好吗？下面就为大家介绍一下香菇保湿水。

取几个香菇，清洗干净，然后切一小块木瓜，一同放入碗中，倒入适量80℃的水浸泡1个小时左右之后，用干净的棉花蘸取此水对皮肤进行擦拭，半个小时之后清洗干净，即可。

香菇之中含有大量香菇多糖，具有非常好的保湿作用，多数名牌化妆品中也添加了这种物质。

在这里要注意，应当选择80℃的水浸泡香菇，因为温度过高，会破坏香菇中的有效成分，而温度过低，又不能将其中的有效成分充分提取出来，溶解在水中。

加入木瓜主要是因为木瓜之中含有丰富的蛋白酶，能够促进香菇多糖释放，将木瓜与香菇一同浸泡出来的液体能够很好地缓解肌肤干燥，这种方法不会对肌肤有损害，即使每天使用也不会对身体产生副作用。

香菇水每天使用一次就可以了，并且能够用它来代替价值不菲的进口化妆品，纯天然，不用担心对肌肤产生伤害，让女人的脸蛋更加顺滑，面容娇嫩，自信十足！

包子脸，捏、拍即可解难题

如今，不再提倡鹅蛋脸，女生们都在想方设法让自己变成“锥子脸”“瓜子脸”，但是却没有几个女人拥有那种脸型。其实，脸型怎么样并不重要，重要的是五官搭配看着自然，脸上没有多余的赘肉就可以了。

但是对于很多生过孩子的女性来说，面部赘肉似乎是在所难免的，坐月子的时候“大补特补”，身体臃肿，脸也跟着“大”起来了。

即便坐月子过后，减肥成功，仍旧有一大批女性面临着身材窈窕、“大脸”的尴尬，那么有没有什么好一点的办法帮助女性朋友解决这个问题呢？

去整形？或者打瘦脸针？效果确实是有，可是风险太大，费用太高，很多女性因为打瘦脸针或整容削骨而导致毁容，到时候可不是尴尬的问题了，而是真正的“无颜见江东父老”了。那么使用瘦脸面膜呢？可能很难看到瘦脸的效果。有没有既没有风险，又能够显著瘦脸的方法呢？

当然有，下面为女性朋友们介绍几种瘦脸的面部运动，非常实用。

一、捏肉

选择面部肉多的地方，然后用拇指和食指揉捏，反复拉起、放下面部赘肉，每次拉 50 下，每天做 1 ~ 2 次即可。在捏拉的时候，力度要适宜，不能过大，以皮肤现红，并且出现轻微的疼痛感即可。

二、轻拍

在脸上肉多的地方拍击，每次拍 50 下。注意，拍击的力度要适宜，应当以出现轻微的疼痛感为宜。每天拍 1 ~ 2 次，拍至面色发红即可。

那么为什么通过拍击或捏肉的方法就能够将面部的脂肪祛除呢？通过拍击或捏打之后，面部皮下细胞会受损，受损之后人体的自我修复机制就会被开启，这个过程需要一定的能量，此时距离受损细胞最近的脂肪就会被燃烧，也就达到了瘦脸的目的。

但是很多女性朋友担心这种做法会有损面部华光，脸上一块青一块紫的怎么看啊？实际上，这种青紫持续的时间并不会太长，不过我们在捏肉和轻拍的过程中力度最好小一些，以免容颜受损。

护发养发，有秘方可帮忙

每个爱美的女人都希望自己有一头浓密、乌黑的秀发，可事实呢，有些女性头发毛躁、枯黄，有些女性的头上头屑丛生，有些女性由于严重脱发而经常处于尴尬之中。那么如何才能保护我们的头发，让美人更加完美呢？让各种有针对性的秘方帮你实现美发的梦想。

一、淘米水洗头

如果所使用的是自来水，可能效果不会太明显，但是如果使用矿泉水淘米，之后将淘米水加热，淘米水中的有机物就会发酵、分解出来，非常利于头发的养护。

二、酸橙擦头皮

很多女性由于头皮干燥，经常“漫天飞雪”，使用各种去屑洗发膏，效果并不是很明显，下面就来为这类朋友推荐一个小秘方——酸橙擦头法。

具体做法：取出一个酸橙，然后将其切成圆薄片，之后放到火上稍微烤一下，用纱布裹好、绞汁，然后均匀地涂抹在头皮上。

头皮屑为头皮代谢产物，每个人都会有，只不过有的多有的少，头屑多的人要天天洗头才可以，尤其是在夏季，有些人头皮代谢非常旺盛，更应增加洗头次数。

酸橙汁中含有柠檬萜和柠檬酸，能够让头皮产生清凉感和轻微刺激，用酸橙汁来按摩头部，然后用普通肥皂冲洗干净即可。

三、笔头菜洗头

将笔头菜放到榨汁机中，加入适量清水榨汁，然后将其汁液浇到头发上。清洗的过程中应当准备两个脸盆，一个用来装水，一个用来装笔头菜的汁液，两盆交替洗头 3 ~ 5 次，头发不但能够变得顺滑，掉发现象也能得到改善。

笔头菜性平，味甘、微苦，具有疏风、明目、活血、舒筋之功，生长在阴湿之地，在全国的很多地方都有分布。笔头菜营养丰富，绿色中空，富含硅酸的矿物质和脂肪、植物甾醇、皂素、维生素等，用它洗发能够为头发补充营养，滋润头发。

四、当药液涂抹

很多人未到中年头发就变得很稀疏，当药不但对胃有益，对头发稀疏也有一定的治疗效果，可以还你一头浓密的头发。

具体做法：将阴干的当药放入干净的锅中煎汁，之后将它的汁液涂抹在头部，之后用手掌反复在头皮上摩擦。

当药是龙胆科植物当药的全草，具有发毛之功，在易脱发的季节，用此方反复摩擦头皮，每天用梳子反复梳头，效果非常好。

白发恼人，试试龟板酒

年纪轻轻，为什么会和七旬老人一样满头白发呢？我们的黑发中间是空的，等到黑发之中的水分散失之后，黑发中的色素就会跟着消失，这样一来，黑发也就成了白发。

很多女性在面对这满头的白发时都会觉得沮丧，虽然染色能够掩盖住头发的表象，可毕竟不是长久之计，头发长得快的，一个月就会又看到白发的迹象，重新染发，既浪费钱，对头发的损伤又大，因此就出现了“越染越白”的现象。

那么有没有什么办法可以让白发变黑呢？毕竟我们还没有到自然衰老的年龄，很难接受“华发早生”的事实。

当然有，下面先为大家介绍一种通过按摩改善白发的方法：每天早上起床之后用梳子轻轻叩击头部，每次叩击 10 分钟，力度稍微大些，血液的流动速度会好转，使得头发能够充分吸收营养物质和水分，慢慢地就会恢复成乌黑发质。

然后将蒜和姜捣成泥状，每天临睡前用捣好的姜蒜泥擦拭头皮，擦好后用清水清洗干净，然后涂抹适量酒精。在这个刺激的过程中，头发的新陈代谢速度会加快。

之后配合饮用龟板酒，效果会更加明显。下面就介绍一下龟板酒的配方：龟板 30 克，肉桂 10 克，黄芪 30 克，当归 40 克，生地 15 克，茯神 15 克，熟地 15 克，党参 15 克，白术 15 克，麦冬 15 克，五味子 12 克，陈皮 15 克，山萸肉 15 克，枸杞 15 克，川芎 15 克，防风 15 克，羌活 12

克，将上述药材研成细末，然后放在布袋里面，浸泡在酒中，加入酒的量要能淹没布袋，密封半天即可。每天早、中、晚各喝一杯，服用两剂之后头发就能够变成黑色，还能够强壮身体。

龟板酒实际上是一位高寿老人发明的，他从70岁的时候就开始饮用龟板酒，直到老人108岁的时候，仍旧眼不花、耳不聋、手不抖，身体健康，走起路来像年轻小伙一样。

如果年轻人少白头及早饮用龟板酒，不但能够改善身体状况，还可以强壮身体，等到年纪稍大一些时，也不会出现白发。三种方法配合在一起，就能够帮助年轻女性摆脱“早生华发”之忧。

桑皮柏叶汤，润发亮发好效果

现在的年轻人为了追求时尚、美丽，喜欢染头发，红色、黄色、咖啡色、蓝色等随处可见，还有很多人不惜花费重金将头发做成各种造型，烫成小卷、大波浪卷，虽然这是种潮流，但是对于发质还是有很多负面影响的。

外甥女今年刚上大三，却是个非常爱美的姑娘，每天看一些青春偶像剧，经常会随着“偶像”的发型、色泽而变化，一年会做很多次头发，久而久之，头发干枯发黄。可能是年龄大些了，她已经对那些做出来的发型不感兴趣了，怀念自己的一头黑发。于是找到我，问我有没有办法能够帮助她恢复当年自然、美丽的头发。

我告诉她，每天多吃些黑芝麻、黑豆、核桃，头发就会慢慢变黑。经常用染发剂将自己的头发染成各种颜色，用不了多久，头发还会长出黑色，到时候再去染。久而久之，受伤的仍旧是自己的头发。而头发受伤了，最直接的表现就是出现干枯、发黄、分叉、打结、脱发。

以前，大家都去染头发、做造型的时候，她肯定也会去，发型几个月就会变一次，这次是直的，下次是卷发，这次是红色，下次是黄色。没到一年，她就将自己的头发弄得伤痕累累。

对于我给她推荐的黑豆、黑米、黑芝麻外甥女明显不是很满意，她跑来问我：中医文化博大精深，有没有什么有效的方剂能够恢复受损的头发？的确，自古以来中国人就非常重视头发。古时候，人们用“割发”来表达自己的忠贞。关于护发的方剂也非常多，但外甥女目前的发质受损严重，得下点苦功夫才能恢复原样。

听我这么说，外甥女非常高兴，赶忙问我是什么方剂？我说，这个方剂名为桑皮柏叶汤，出自《太平圣惠方》，具体做法：取桑根白皮、柏叶各 1000 克，稍微弄碎些，之后多用些水泡着，放到火上煮，大概需要沸腾五至六次，将药中的成分充分渗透到水中，然后去渣用药汁经常洗头。要坚持不懈使用此方，效果显著。

外甥女非常开心，她信誓旦旦地说自己一定会坚持下来的。为了美丽，外甥女确实履行诺言，坚持用此方剂洗头大半年，头发又恢复到了之前的光泽。之后，她将这个秘方在大学同学中广传，而且告诉她们，千万不要为了美而无休止地“糟蹋”自己的头发，以免日后难以恢复。

在桑皮柏叶汤的方剂之中，桑根白皮气味甘寒，《本草纲目》中记载它能够治疗“发鬓堕落，发槁不泽”；柏叶苦微温，具有止血、乌须发、止咳喘之功，可以“黑润鬓发”，治“头发不生，头发黄赤”，两者配合使用，对染发、烫发导致的损害具有恢复的作用。

关于此方剂有个传说。据传秦始皇宫中有个宫女，在项羽攻入咸阳的时候逃入山中，饥饿难耐，使用柏叶来充饥。时间久了，身体强健，面色红润，头发乌黑而长，成了“毛人”。之后被汉武帝发现，到此时，她已逃出秦宫二百余年。

对于广大喜欢染发、烫发的女性朋友来说，应当记住自己是炎黄子孙，既然无论染成什么颜色最终都会变回黑色，不如不深，乌黑发亮的头发才是最美的，不要等到自己意识到这个问题的时候再解决，到那个时候需要的时间就比较长了，而且很可能由于工作等原因坚持不下来。

人参养荣丸，女人一生的补血方

很多女性步入中老年或大病初愈之后，都会伴随着胸闷气短、心悸、四肢冰冷无力、易疲倦、面色苍白、头晕、易出汗、经量减少等，这些症状通常是气血两虚所致。

我的一个朋友，四十二岁才得一子，由于生产困难，选择了剖腹产，孩子是顺利生产了，可是她的气色却差了很多。一年之后去探望她的时候，我发觉她面色无华，脸色苍白的像张白纸，头晕，浑身无力，我告诉她，她现在处于气血两虚的状态，只要每天坚持服用人参养荣丸就可以了。

这两味药既可以补血，又可以生血，效果显著，朋友坚持服用这两味药两个月之后，面色开始变得红润，乏力、头晕等症也都消失不见了。

除此之外，更年期也是导致血虚的重要原因。有些女性更年期的时候并没有显著表现，很轻松地就度过去了，但是有些女性的反应却非常强烈，会出现心悸、胸闷、抑郁、失眠、记忆力下降等现象，平时情绪不稳，经常丢三落四；肌肤也失去了原有的光泽，皱纹明显增多，注意力不集中。

这类女性如果坚持服用人参养荣丸，则可改善上述症状，平稳度过更年期。因为人参养荣丸具有益气补血、养心安神之功。

此外，用桂圆和百合煲汤也能补充气血。

具体做法：取桂圆和百合各30克，然后将桂圆清洗干净，放到200毫升水中浸泡，先开大火煮沸，之后转成小火继续熬煮四五分钟之后即可食用。每天早晚各吃一次即可。

这两种方法虽然操作、选择简单，功效却非常显著，非常适合因气血不足而引发各种不适症状的女性服用。即使没有精力大伤元气之事，平时也可以适当服用上述两种方剂，能够补充气血，防止手脚冰凉、乏力、疲倦、心悸、月经减少等症。

乌龙茶，塑形又可降血脂

现代女性，追求的是“骨感美”，因此，很多女性朋友为了减肥而用尽招数，电视广告中的减肥药物买回去就吃，结果腹泻、呕吐，折腾得面容憔悴，瘦是瘦了，可是真的不美了；瘦身衣、瘦身器材买回去穿、用，可却没想到衣服让人透不过气，瘦身器材功效不佳，或者减肥过后迅速反弹，而且，通过运动减肥的方法对于多数女性朋友来说并不可靠，因为很难坚持下去。

当然了，节食减肥是这里要提醒女性朋友禁止的减肥方法。虽然这种方法迅速、有效，但是对身体的伤害是非常大的。我们人体所需要的精、气、神都是水谷精微运化而来，一味地节食减肥，只会让身体素质越来越差。水谷精微的运化出现故障，气血的生化、运输就会受阻，女人气血不足，面色自然不好，没有生机，也不润滑。

如果女性们想要在正常饮食、不进行强迫性运动的情况下减肥，可以试试荷叶乌龙茶。具体做法：将10克干荷叶、5～10克乌龙茶一同用温开水泡茶饮用。一日三餐饭前饭后分别饮用一次，连续饮用一个月即可见效。

从中医的角度讲，肥胖多是体内痰湿聚集导致的，荷叶具有清暑利湿、生发清阳之功，经常服用能够渗湿消肿，进而达到减肥的目的。

而现代研究更是显示出了荷叶中的减肥秘诀：食物在进入我们的肠道时，其中的脂肪会被胰脂肪酶水解成单酰甘油、游离脂肪酸，这些物质能够被肠道吸收，之后在体内重组成脂肪。

现代人的日常饮食大都不合理，每日摄入的脂肪超标，自然就会导致脂肪堆积，形成肥胖。药理学研究发现，荷叶里面含有丰富的黄酮类化合物，能够抑制脂肪酶的产生，使得食物在肠道中不能被分解，也就不能被人体吸收，随粪便排出体外，进而减少热量、脂肪等在体内的残留，长期饮用荷叶乌龙茶，就一定能看到其瘦身之功。

此外，乌龙茶还具有一定的降脂功效，能够治疗高血脂、动脉硬化等症。乌龙茶与荷叶搭配，香气四溢，饭前或饭后饮用均非常适宜，饭前饮用能够有效抑制食欲，饭后饮用能够降脂、抑制脂肪的吸收。

胸部丰满，吃山药黄芪焖猪蹄

有很多女性身材瘦弱，胸部平平，虽然如今的社会追求骨感美，可如果胸部太过平坦，想必也会惆怅一番。

一天，一个20几岁的年轻女性来到我这儿，她身材窈窕，甚至有些骨感，锁骨凸显，但是和多数瘦弱的女性一样，胸部平坦。原来，她到我这儿也正是为了“平胸”之事。

我问她这么瘦是不是节食减肥所致，她却说从来没有忌口或节食过，但是自己的肠胃不太好，经常腹泻，不过也有好处，就是怎么吃都不胖。

听完她的叙述，我为她把了脉，发现她的脉象细、沉，量过血压之后，又发现她的血压偏低。

从中医的角度讲，这位女性所表现出来的是明显的气血虚弱，应当从根本上解决问题，也就是从治疗脾虚入手。

脾主人体运化功能，负责将水谷精微运送到身体各处，脾虚的患者通常很能吃，但是却因为吸收功能差而不能被人体利用，多数营养物质直接排出体外被浪费掉了，缺乏足够的营养，胸部、身体自然会显得干瘪，丰满不起来。

这位女士胸部平坦明显是营养不良所致，所以我并没有给她开中药方剂，而是为她选择了一个行之有效的食疗方剂——山药黄芪焖猪蹄。具体做法如下：取黄豆 50 克，猪蹄 2 只，山药 30 克，黄芪 30 克，花生 100 克，红枣 15 颗。先将黄豆放到温水中浸泡，然后将猪蹄切成小段状，放在锅中煮半个小时左右，去除上面的浮沫，然后将黄豆、山药、黄芪、花生、红枣放入锅中，加入适量葱、姜等调味料，先开小火煲，直到猪蹄酥烂即可，一个星期服用 2 ～ 3 次即可。

此方剂中，山药可以抑制胃肠过度运动，让食物尽可能多在胃中停留一会儿，以充分吸收其中的营养物质，还可以明显提升小肠吸收功能；黄芪能够保护肠道黏膜，并修复其损伤，同样能够增强其吸收功效。

而黄豆中富含蛋白质和大豆异黄酮，有类似雌激素的功效，所以经常吃黄豆不但能够补充蛋白质，还能够刺激乳房生长。

女性想要让自己的乳房和身体变得丰满，脂肪组织一定要充实，猪蹄、花生、黄豆是富含油脂的食物，在山药和黄芪的辅助作用下，就能够为人体补充足量的脂肪。

方剂之中的红枣想必不多说大家也都明白，其补血滋补功效是非常强的，将上述营养价值丰富的食材结合在一起，长期服用，对身体是大有好处的。

这位女士回家之后，按照我教给她的方法每周试用此方，坚持两个月就有了成效，半年之后，身体和胸部都丰满起来，整个人看上去风韵十足。

胸部下垂不坚挺，矫正方法有很多

很多女性生过孩子之后，由于哺乳而使乳房变得下垂不坚挺，如果不穿矫正型内衣，胸部就会塌下来，严重影响女性的整体形象。

我的一个朋友刚刚生过孩子，本来身材很好，胸部坚挺，但是再见她的时候，却是愁云满面，她跟我说：“你看看我现在，生过孩子之后胸部严重下垂，还未到三十，已经快成大妈了！”

我一边安慰她一边说：“我教你几个简单的方法就能让你的胸部再次坚挺，但是你一定要能坚持下来。”她急忙点了点头，问我是什么好方法。我给她推荐了三种方法，坚持不懈胸部就能再次挺拔。

一、举矿泉水法

平躺在床上，将双臂伸直，双手各拿着一瓶装满水的矿泉水瓶，慢慢地将其举到胸前，坚持 5 秒后慢慢放下，休息 2 分钟后重新举起，开始的时候可以每天做 10 次，之后逐渐增加，每天至少做 50 次。

二、单杠运动

每天拉几次单杠，最初的时候次数不限，可以逐渐增加，慢慢地增至 10 次以上，具体次数依个人力量而定。如果没有单杠，也可以在家中的门梁上进行，但是拉之前一定要确定门梁的坚实度，防止发生意外。

三、俯卧撑

身体平俯在床上，双手撑起身体，开始做俯卧撑，注意身体不能接触床，最开始的时候可以先尽全力做几下，慢慢地增加俯卧撑的量，增加至10 次，依据个人身体状况而定。

很明显，我这个朋友乳房下垂的原因就是哺乳期间，乳腺分泌达到了高峰，分泌大量乳汁，使得乳房迅速增大、变种，支撑乳房的弹性组织在长时间的拉伸下伸长，慢慢地乳房松弛。

如果哺乳期过后乳房弹性恢复得不好，乳房就会下垂，而上面介绍的这几种方法都能够锻炼胸部肌肉，矫正胸形。

锻炼的过程中还可以配合胸部按摩，具体按摩方法：将手掌放到乳房底部，包裹住乳房，之后顺时针按摩乳房 1 分钟左右，然后逆时针按摩乳房 1 分钟，每天最少按摩 1 次。

这个锻炼的过程非常重要，食疗、按摩只能起到辅助作用，但是要注意，锻炼是个长久过程，并非一朝一夕的事情。我这个朋友也是锻炼了几个月之后，胸部才与之前的坚挺程度相似。由此可见，坚持不懈才是塑形的真理。

决明子代茶饮，简简单单能瘦身

导致肥胖的原因很多，尤其是现在，大街小巷，随处可见“大胖子”“小胖子”。有时候我们甚至会惊讶，怎么满大街都是挺着大肚的人啊？

对于现代人的“畸形肥胖”，最好的解释就是意识过多、运动过少、坐着的时间过长。饭前就一直坐在电脑、电视旁边，饭后仍旧舍不得离开椅子，怎么可能不挺个大肚子呢?

可是运动对于现代人来说难上加难。每天在办公室坐八个小时，下班之后路还没走三步就已经大喘气了，坚持走下去对于绝大多数的人来说都是难事。通过调节饮食来减肥?可是每天公司三聚两聚，怎么调节啊?面对美食、美酒的诱惑，尤其对于男性朋友来说，更是难以抵御。那么有没有可以既不强迫自己锻炼身体，又不用太过刻意地远离应酬，简简单单的减肥方法呢?

有，决明子茶。取决明子 20 克，大枣 3 枚，然后一同放入干净的容器中，倒入适量温开水，两个小时后即可饮用。也可以将炒熟的决明子加大枣服用。

决明子又叫草决明，味甘微咸，性微寒，入肝肾二经，具有泻肝火、明目之功，同时能够益肾阴、利尿、润肠、通便。

现代研究表明，决明子中含有多种有效成分，如大黄粉、大黄素、芦荟大黄素、决明素、决明松、维生素 A 等，能够抑制葡萄球菌、伤寒杆菌、结核杆菌的繁殖，对于头晕、头痛、腰背酸痛、尿少、便秘等均有一定的疗效，对于肥胖、高血压、高血脂等病症疗效显著。

炒熟的决明子可以代替茶水来饮用，味道香浓，泡制方便，配上大枣可以说味道香甜甘美。

很多老年肥胖患者饮用此茶不但改善了肥胖，就连缠身多年的慢性疾病也得到了改善，如听力下降、视力下降、血清胆固醇升高、高血压、脂肪肝、冠心病等。提高了老年人的生活质量。

年轻人饮用此茶，能够在很大程度上改善自己的形象，防止年纪轻轻就背上了“大象腿”“大肚婆”“将军肚”等词语，同时能够预防脂肪肝、高血压、高血脂等疾病的发生。

当然了，最好还要配合适量的运动，可以不刻意地出去跑步、晨练、晚练，但是不能一天到晚坐在电视、电脑旁动也不动，眼睛感到疲惫的时候，站起身向窗外眺望，不时地扭动腰肢，也可以疲乏的时候在办公桌下面伸伸腿脚，或者伸个大大的懒腰，放松自己。

每天上班的时候，可以先爬几层楼梯，然后再坐电梯；回家的时候，如果路程较近，尽量不要坐公交或者开车，应当步行或骑自行车，都是非常不错的锻炼方法。

现代人的锻炼机会和时间本来就比较少，如果我们不充分利用起生活中能够利用起来的锻炼机会，身体就更加虚弱，肥胖也就更难避免了。

清宫三花茶、抑食汤，减肥又长寿

“瘦身能够长寿”，这句话并不是完全无据可依的。现代研究证明，高血压、糖尿病、心脏病、脂肪肝等慢性疾病的发生都与肥胖有着一定的关系，而且，患有此类慢性疾病的患者寿命也都不会太长，即使活过八九十岁，也是非常痛苦的一生，时常受疾病的折磨，所以，我们要从减肥入手，防治各种慢性疾病，同时达到健康长寿的目的。

取玫瑰花 1 克，茉莉花 3 克，玳瑁花 5 克，川芎 15 克，荷叶 3 克，通草 1 克，郁李仁 15 克，火麻仁 15 克，玉竹 12 克，三七参 12 克，将这些中药混合之后研成细末状，备用。每次取 2 克，用开水冲服即可。

清宫三花茶出自清宫医案，是清朝御医为光绪帝所开方剂，很多文武大臣也都饮用该方剂。此方剂具有宽胸利气、化痰祛痰、润肠通便、抑制食欲、利水消肿、降脂提神之功，长期服用也不会对身体产生毒副作用。

少吃能够减肥，也能够长寿，肥胖者想要有效减肥，节食是最佳的方法。有“长寿天子”之称的乾隆皇帝曾经说过：“节饮食，慎起居，实却病之良方。”中医认为：“饮食自倍，肠胃乃伤。”由此可见，意识无规律，饮食过多对身体的损害是比较大的，试问，产生精微物质的肠胃都被损害了，长寿从何而来?

节食不仅仅是为了减肥，更是为了健康长寿，做到节食并不是件容易的事情，因为没有几个人能够抵御美食的诱惑，尤其对于现代人来说，美食琳琅满目，任人挑选，在这种情况下，做到节食更是难上加难。

而清宫三花茶就能够控制我们的食欲，在不知不觉中减少食物的摄入量，当我们再面对食物的时候，心理和大脑就不会失控，不会摄入过量的食物，进而达到减肥、长寿的目的。

谈到抑食，就不能不说抑食汤。取柴胡 6 克，玉片 12 克，郁金 10 克，枳实 12 克，莱菔子 10 克，白术 15 克，大黄 3 克，石膏 40 克。将这些药材煎汁后服用，每天服用 1 剂，一剂可以煎汁 2 次，两次所煎汁液一次服用，连续服用 5 剂，每隔半个月连续服用 5 剂，三个月为一疗程。

抑食汤具有减肥健身之功，对于性情急躁、便秘、消谷善饥、肥胖者来说是非常不错的汤饮，多食者可常饮。

食用此方后能够降低食欲，控制肥胖者不耐少食出现嘴馋的现象，服用过后善饥饿的现象能够得到改善。

此方剂能够降低人体内脂肪的合成，以及肠道对脂肪的吸收，同时加速葡萄糖利用，进而分解皮下脂肪，坚持服用减肥的效果显著，腰围明显下降，身上的赘肉明显减少。

两种减肥汤剂选一种即可，不用两种结合，以免产生毒副作用，选择一剂自己能接受的汤药或者是适合自己体质的就可以了。

消脂防己汤，治疗虚胖有奇功

多数人出现的肥胖并不是真正意义上的肥胖，而是虚胖。虚胖是亚健康人群所表现出来的体态，为常见流行病症，而且上升空间非常大。随着人们生活质量的提升，生活压力的增大，虚胖的比例已经逐渐增高。

虚胖的主要表现为肌肉疏松、脂肪下垂，轻轻拍动会出现晃动感。通过药物减肥能够成功的减肥案例大都为虚胖，不过这类肥胖减下之后反弹的可能性也非常大。并且，减肥药大都会对身体产生毒副作用，比如，很多人吃过减肥药后都会出现恶心、腹泻等症，甚至会导致内分泌紊乱，因此很多人对减肥药还是心存畏惧的。那么有没有哪种药既能够有效减肥，又不会产生毒副作用呢？下面就为大家介绍一种治疗虚胖的中药汤剂：消脂防己汤。

取防己 15 克，黄芪 20 克，白术 20 克，甘草 6 克，生姜 3 片，大枣 3 枚，一同放入 500 毫升清水中浸泡，之后开文火煎煮半小时即可。每天服用 1 剂，连续服用 10 剂后休息 5 天，之后再服用 10 剂，这样反复进行 3 个月即为一个疗程。

这道方剂出自汉代张仲景的《金匮药略》，原名防己黄芪汤，由于该方剂具有减肥之功，因此后来改名为消脂防己汤。消脂防己汤具有健脾、利水、消肿等功效，非常适合于肌肉松软的虚证肥胖患者。

女性肥胖者，表现出皮肤白而无华的虚胖，身体沉重，并且非常慵懒，不爱运动，懒言少语，或者是出现关节疼痛、下肢浮肿等，验尿的时候尿液中没有蛋白质，腹部肥胖丰满、脂肪堆积厚重，使用消脂防己汤效果是非常显著的，而且对身体没有毒副作用。

对于生育过后，体重迅速飙升的女性来说是非常好的选择。能够打破“做得了妈妈，做不了窈窕女人”的预言，让女性朋友不再因虚胖而担心苦恼。

降脂汤，减肥降脂两不误

减肥的方法虽然很多，但是减肥的途径无非是两种：控制食物的纳入；增加食物的消耗，将体内的蛋白质、脂肪转化为可消耗产生能量的糖类，或是将脂肪直接排出体外，进而抑制脂肪吸收，或是将脂肪迅速分解，都能够进一步减肥。

下面要为大家介绍的减肥秘方——通腑排脂汤就是在脂肪上“做文章”的减肥汤药。

取柴胡 6 克，枳实 15 克，大黄 6 克，黄芩 12 克，半夏 12 克，一同放入清水中浸泡，之后开小火煎汁，煎煮的过程中要放入 3 片姜片、3 枚大枣，趁着温热服用即可。

每天服用 1 剂，连续服用 10 天之后停 15 天再服用，每 45 天是一个疗程。这款汤药适合体力充沛的肥胖者，表现为体型肥胖、身材魁梧、腹壁肥厚、季肋饱满，这种肥胖患者为实胖者。

出现实胖主要因为食肥肉过量，而运动少，再加上不能控制饮食，只能通过抑制脂肪吸收、排出脂肪等方式减肥，实证肥胖者都可以通过吃汤剂，在减肥的同时降脂。

既然提到了降脂，就不得不说一下降脂汤，我们都知道，肥胖和脂肪之间的关系非常密切，脂肪堆积越厚，人就越肥胖。调查显示，在肥胖患者中，有 60% 的人患有高脂血症，因此，想要减肥，降脂刻不容缓。

高脂血症为动脉粥样硬化性心脑血管发病的主要原因，这和缺血性心脏病发病率之间的关系非常密切，一旦此类病症没能及时治疗，就会引发动脉硬化、高血压症、胆囊病、心血管病等，后果非常严重，由此可见降脂的重要性。

取生首乌 30 克，决明子 20 克，泽泻 30 克，大黄 6 克，山楂 30 克，灵芝 15 克，蒲黄 10 克，丹参 20 克，三七粉 2 克，姜粉 15 克，一同放入 1500 毫升凉水中浸泡一个小时左右，然后煎汁至 500 毫升即可。每天服用 1 剂，分两次服用，一个月为一个疗程，然后停药两个月，之后再继续服用一个疗程即可。

首乌味甘，性微温，具有润肠通便、消肿散结之功。首乌中富含卵磷脂，有助于脂肪转运。首乌中富含大黄素，能够促进肠道蠕动，抑制肠道对脂肪滴、胆固醇吸收，进而阻止脂肪在肝脏中沉积，促进血液中胆固醇、甘油三酯的分解。

决明子味甘，性微温，能够入肝肾，具有润肠通便之功，其中的大黄素成分降脂功效非常好。

泽泻味甘，入膀胱经，具有利水消肿之功。姜黄味甘，入肝肾，具有祛风利湿之功，能够增加胆汁形成、分泌，增加胆固醇的排泄力量，增加纤维蛋白溶解活性，抑制血栓形成。

大黄味苦性寒，能够入脾胃大肠经，具有攻击导滞、泻火凉血、逐瘀通经、利胆退黄之功，此外，还能够促进肠道蠕动、胆固醇排泄，降低胆固醇吸收、降脂。

山楂味酸甘、性微温，具有消食化积、活血化瘀之功，能够降低人体内胆固醇、甘油三酯、脂蛋白。

灵芝具有降脂、降胆固醇之功；丹参味苦、微寒，具有活血化瘀之功，能够除烦安神、降脂祛浊。

单纯性肥胖患者伴随着高血脂的患者连续服用此汤药一段时间后，身体会产生轻快感，出现便秘的患者排便也会畅通，腰围能够迅速减小，浮肿、高血压等也能够得到缓解。在治疗慢性病的同时减肥，可谓是一举两得。

桑叶，也可以用来减肥

我的一个朋友，从一个公司的秘书做起，凭借着自己的实力慢慢地升为公司总经理，职务提升的同时，应酬的次数也在大增，每次应酬都少不了大吃大喝、大鱼大肉。因此，她那原本的窈窕身材、“瓜子脸”也都走了样，身体发福的同时，瓜子脸变成了“西瓜脸”，体重从原来的 45 公斤飙升为 65 公斤，愁得她都不想出门了。

美容院的瘦身方法、减肥药她不敢试，怕会对身体产生负面作用，影响她的正常工作，到医院去请求医生，医生都是让她少吃油腻、少饮酒、多运动，可是对于她这个大忙人来说，这个要求是有些“过分”的，她哪里有时间天天锻炼啊？再者，她几乎每天都有应酬，不吃不喝，在客户的面前也说不过去的啊。

之后，她来到我的诊所，将自己的苦衷全部倾诉给我，我想了想，终于想到了一个适合她的减肥方法，虽然效果慢些，但长久坚持效果还是不错的。

我告诉她，这个秘方需要很多干桑叶，最好是霜降之后采摘下来的桑叶，取 5 克左右放到凉开水中，浸泡到第二天早上即可饮用，注意要空腹饮用；然后继续倒入冷开水浸泡，在三餐之前当作茶来饮用，将近傍晚的时候再换新桑叶，等到第二天的时候饮用，反复数月就能够看到减肥的效果。减肥成功之后，桑叶茶也可以继续饮用，防止体重反弹。

桑叶之中含有一种生物碱成分，进入肠道之后能够与葡萄糖淀粉酶集合，影响其功效的发挥。

各种糖类进入人体之后都要靠葡萄糖淀粉酶分解成小分子糖才能够被吸收，这种酶失去其作用后，大量糖类在小肠中的消化吸收就会受阻，血液中糖类的吸收也会成问题。

而且，桑叶总甾醇、黄酮含量丰富，进入肠道后，可以抑制脂肪、胆固醇吸收，也就是说，我的那位朋友即使每天喝酒吃肉，脂肪、胆固醇也不会被人体吸收，由此，人体内能量的摄入量就会大大减少，长期饮用此茶，自然就能够瘦下来。

听完我的解释，朋友赶忙去收集桑叶，六个月之后，当她再到我这儿来的时候，果然又恢复了往日的风姿，虽然没有恢复到最初的身材，但是现在的那种不是肥胖的丰腴也是别有一番风韵的，即使以后饮用桑叶茶不能继续瘦下去她也知足了。

实际上，桑叶还具有一定的补钙功效，因为桑叶中钙元素的含量非常高，研究表明，晚秋的桑叶中钙元素的含量远远高于春季。

当然了，导致肥胖的原因很多，像我这位朋友产生的肥胖很明显就是因为长期在外大吃大喝、运动量少所致，如果是这种因素导致的肥胖，饮用桑叶茶效果是比较显著的，同时限制饮食、增加运动量，会更快见效。但是如果属于病理性肥胖，比如碘缺乏引起的甲状腺功能不足，靠这个秘方减肥似乎就不大可能了。我们平时所见到的肥胖患者多为单纯性肥胖，病理性肥胖并不常见。

第三章　皮肤科秘方

皮肤决定形象，防疗刻不容缓

老年斑怎么办，小番茄可改善

番茄，又叫西红柿、洋柿子，营养丰富，风味独特，生食、煮食、制成番茄酱后食用均可。生番茄中维生素 C 含量丰富；熟番茄中抗氧化物含量丰富，而维生素 C、抗氧化物均具有美容保健之功，因此，番茄的烹饪方法不同，其保健功效虽迥异，却也能够看出其保健之功有多强。

对于女性来说，无论她处于什么年龄，爱美之心也还是有的，但是女性一过绝经期，脸上就会长出色斑，利用西红柿就能够改善这种现象。

将西红柿切成片状，然后放到出现色斑的地方。也可以用纱布或面膜纸用番茄汁浸泡之后外敷，每个星期做 1 ~ 2 次，连续做几个月就能够看到效果。

此外，番茄红素还是一种功效非常强的抗氧化剂，有强烈清除人体自由基之功，其抗氧化能力对于骨质疏松有一定的防治能力。原因很简单，人体中的氧化应激反应对骨细胞的生长会产生抑制，进而诱发骨细胞死亡，番茄红素却将此过程打破，因而能够控制骨质疏松症的病情。

绝经后的女性非常容易诱发骨质疏松症，如果每天增加熟番茄的摄入量，就能够很好地扭转这种现象，坚持食用一周，就能够看到明显改善。

番茄红素的抗癌功效也是不容忽视的，国内外的很多研究表明，食管癌、胃癌等癌症诱发率同番茄或其他制品摄入量、血清番茄红素水平等呈负相关。

但是，番茄红素为脂溶性营养素，不溶于水，因此，仅仅食用生番茄是不能获得大量番茄红素的，可以将鲜番茄用植物油烹调之后再食用，使得番茄红素充分溶解在植物油中。

番茄的烹调方法非常多，大家可以根据自己的喜好选择适当的烹调方法，如番茄炒蛋、番茄烩牛肉、番茄虾仁等。

可能有人会说，天天吃番茄不腻啊？能不能每隔几天吃一次呢？当然可以，每天食用一种食物不但会腻，而且还会导致营养单一。

尤其是对于30岁过后的女性来说，每天“番茄面膜”，并配合番茄菜肴，气色就会变好。对于那些经过老年斑困扰、摧残的女性来说，番茄更是不二的选择，外敷祛斑，内服清除自由基，进而淡化色斑，内外呼应，斑点自然会减少，女人容光焕发也就不成问题了。

黑斑、雀斑、青春痘，都有秘方可选用

女人最怕的就是自己的那张脸出现斑斑点点，可能肤色黝黑一些都不会让女性朋友觉得尴尬，但是斑斑点点却是用化妆品都难以掩盖的。黑斑、雀斑、青春痘就是女性脸上常见的斑点，下面分别介绍一下能够治疗这三类斑点的秘方。

一、黑斑

黑斑就是由于肝脏、肠胃过劳所致，尤其是人到中年的女性，黑斑比较常见，也是非常难祛除的，主要是疲劳过度产生的，用干松粉治疗这种黑斑效果显著。

干松粉的配方为干松、三奈、香薷、白芷、白蔹、防风、藁本、僵蚕、白附子、天花粉、绿豆粉、肥皂，分别取15克，将上述药物研成末状后过筛，取细末。

每天早上起床之后将脸清洗干净，然后将研好的细末和香脂调匀，按香脂和甘松粉 5:1 的比例调和，然后涂抹在脸上。

二、雀斑

中医上认为，雀斑是由于风邪侵袭皮肤、气血不和导致的。雀斑多为黄褐色、咖啡色等，多出现在脸上、脖子上、肩上等，双眼眶和额头容易被感染。在青春期的时候症状会加重，会随着年龄的增长而变淡。

治疗雀斑常用的最佳秘方就是七白粉。七白粉的配方是：白僵蚕 10 克，白附子 10 克，白硼砂 10 克，白石膏 10 克，白滑石 3 克，白丁香 3 克，白冰片 1 克，一同研成细末备用。

每天晚上临睡前将七白粉用少许水调和均匀之后涂抹在脸上，清晨起床后再将其清洗干净，坚持涂抹几个月，雀斑就能够消失。

三、青春痘

青春痘俗称“粉刺”，在青少年人群中比较常见，部分人甚至会长青春痘直到 30 岁。出现青春痘主要因为人体内激素分泌失衡导致，使得脸上部分毛孔皮肤增厚，油脂不能顺利排出，于是形成青春痘。青春痘要分阶段治疗。

如果青春痘症状较轻，只是脸上某个部位零零星星长出几个“小痘痘”，每天用盐水洗脸就可以。取 15 克盐用沸水融化，然后放入洗脸盆中。对付初期青春痘，使用这种方法清洗几次就能够看出效果。

如果青春痘症状已经非常严重，满脸都是，可以擦一些白芨粉。白芨粉的配方：白芨、白芷、辛夷各 6 克，黄芩 3 克，一同研成细末后放入瓶中密封，防止药物与空气接触被氧化，使得药物失效。

每天晚上睡觉之前清洗干净脸后将药末倒在手心中，然后用适量清水调和均匀，涂抹在患处。通常擦一个星期左右，脸上的青春痘就会消失，两个星期之后黑印儿也会慢慢褪去，痊愈后一个星期涂抹 1 ~ 2 次，防止青春痘复发，同时能够保养肌肤。

黄褐斑，小秘方祛大“碍”

黄褐斑又称“蝴蝶斑”“肝斑”“妊娠斑”，多发生在面部，呈现出不清楚的褐色或黑色斑片，多呈现出对称性。黄褐斑的产生多与内分泌有关系，与女性雌激素的分泌有关。

张老师今年45岁，记得我上学的时候，张老师皮肤白皙，身材高挑，整个人看上去神气十足；可再见张老师的时候，她已满面皱纹、黄褐斑。她跟我说，为了改善自己这副衰老形象，她可是没少“下血本”。因为老师的工资本来就不太高，如果继续这么护肤，自己可真是难以承受。她问我有没有什么办法可以帮她改善肌肤状况，尤其是面容上的这些黄褐斑，实在让她觉得难受。

考虑到她的经济状况和所出现的问题，我给她推荐了一个方剂——核桃牛奶芝麻糊。

具体做法：取核桃仁30克，牛奶300毫升，豆浆200克，黑芝麻20克，先将核桃仁和黑芝麻研碎，然后同牛奶、豆浆一起调匀，放入锅中煮沸，倒入适量白糖，每天早晚分别吃上一小碗，具有润肺、悦颜之功，还能够治疗黄褐斑。

核桃仁中富含卵磷脂，具有保护脑神经的作用，核桃油中富含不饱和脂肪酸，能够防治动脉硬化。并且，核桃仁中含有锌、锰、铬等微量元素，能够促进葡萄糖利用、胆固醇代谢，同时保护心脑血管。核桃仁中丰富的维生素E能够帮助人体清除自由基，为公认的抗衰物质。

她按照我教给她的方法服药，三个月过后，她脸上的黄褐斑几乎消失了。但是要注意，这种方法仅适用于老年性黄斑，对于先天性面部黄斑效果不佳。还有，上火、腹泻等症的患者不宜吃核桃仁。

如果是为了防止黄褐斑变性，可以通过服用枸杞来解决。每餐食用枸杞子 10 克，可以和排骨、红枣一同放入锅中熬煮后食用。

枸杞子富含亚油酸、亚麻酸、油酸、维生素 E、胡萝卜素等物质，具有降低血管胆固醇、防止动脉粥样硬化、增强视力、增白、润肤、护肤、减少色素等功效。

两种方法取其中一种适合自己身体状况的即可，其功效相当，对身体没有伤害，同时能够帮年纪大些，并且被黄褐斑困扰的女性朋友排忧解难。

青春痘，小白果治疗功效佳

很多女孩子在青春期的时候为青春痘苦恼不休，原因很简单，本应水嫩光鲜的脸蛋却被青春痘弄得“面目全非”，谁的心情好得了？

青春期的女孩大都会考虑到当时的“颜面”问题，于是用手“挤痘痘”的现象也就非常普遍了，岂不知，“挤痘痘”的行为为“痘印”埋下了隐患。

青春痘学名痤疮，多发生在脸上、前胸、后背等皮脂腺丰富，并且出油量较大的部位，表现为黑头、丘疹、脓疮、结节、囊肿等。

全都是痘痘还好说点，可是再加上黑头和脓疮可真就是要了爱美女性的命了。很多年轻女性，因为青春痘的困扰在生活和工作中丧失了信心，各种药物化妆品、纯药物用尽也不见好转。激素类药物效果虽然较好，但是停药后容易反复，甚至加重面部问题。

有没有一种既简便，又不会对皮肤产生伤害，同时能够解决“青春痘”麻烦的方法吗？有，白果治疗法。

可以将白果切开后去掉外壳，晚上临睡前先用温水清洗面部，然后边搓边将用过的部分削去，再用新鲜的一面继续搓，等到第二天早上洗过脸之后可以涂抹一些具有滋润功效的护肤品，持续 1 ～ 2 个星期即可。

还可以将白果压碎，然后放在 70% 的酒精里面浸泡一个星期，过滤取出，涂抹在患处，每天涂 2 ～ 3 次。

白果实际上就是银杏，被称为植物活化石，是人们热爱的滋补品，在治疗平喘、咳嗽、有痰等症均有一定效果，但是知道白果可以治疗青春痘的人却并不多。

其实，在古代就已经有人发现了白果杀菌消毒的功效了。《本草纲目》中有这样的记载 :“头面癣疮，用生白果仁切断，频频搽患部，直至病愈。”由此我们也能看出白果治疗癣疮的功效。

白果中含有一种叫白果酸的物质，能够将引起痤疮的短棒菌苗、葡萄球菌等抑制或消灭。此外，白果内酯具有抑制炎症反应之功，所以，白果对于细菌引起的痤疮具有一定的疗效。

但是要注意，白果微毒，可能会对皮肤黏膜产生刺激，因此，要将白果先放到耳后皮肤上测试，没有异常反应再涂抹在面部及痤疮患处。如果配合白果粥，内服外治，效果更佳；也可以在白果粥中加入薏苡仁，因为薏苡仁具有利水渗湿、清热排脓、消炎止痛之功，因此这款粥非常适合发炎红肿的痤疮患者食用。再者，由于白果微毒，因此每日白果摄入量不能超过 10 颗，以免引发中毒。

防治晒伤，找番茄和冰牛奶

随着化妆品行业的兴起，越来越多的女性成了化妆品行业的“救星”。市场上销售的化妆品种类非常多，包括润肤型化妆品、美白型化妆品、补水型化妆品、防晒型化妆品等。化妆品虽然好，但是在防晒方面的功效并不显著。

很多防晒产品虽然涂抹在脸上非常白皙，也具有一定的防晒功效，但是面对沙滩上或是阳光直射的地区，防晒霜的功效并不显著。

我的一个朋友去海边度假，走的时候防晒霜、防晒油涂了个遍，但是两天的游泳历程使得她的后背晒伤了一大片，没几天就蜕掉了一层皮。她找到我，不知如何是好。我看她原本白皙的脸色发暗，眉头紧锁，看样子，她的脸上估计也会脱下一层皮。我赶忙从家中拿出一瓶冰牛奶递给她，让她用冰牛奶洗脸，然后再在晒伤的部位涂上冰牛奶，每隔 5 分钟涂抹一次，连续敷半小时，每天敷 2 ~ 3 次即可。

她按照我的方法敷了两天，原本红肿的地方就消肿了，晒伤部位的症状也得到了显著改善。

晒伤的主要原因为日照时间过长，紫外线透过外层皮肤细胞，进而导致局部损伤，毛细血管扩张，渗透性增强，局部产生炎症。实际上，晒伤和烧伤、烫伤的道理相同，都是高温导致的结果，治疗的原则就是冷敷，降低局部温度，收缩皮下血管，降低血管通透性，控制炎症发生。

此外，冷敷本身可以降低神经兴奋性，进而镇痛。及时冷敷，皮肤损伤处就不会进一步扩大，而用冰牛奶疗伤，在降低局部温度的同时控制炎症的发生，降低损伤。另一方面，牛奶中的营养成分能够滋养肌肤，促进损伤肌肤修复，因此，晒伤后及时用牛奶冷敷，能够迅速治疗晒伤。

使用该法的过程中，洗脸的动作一定要轻柔，并且，皮肤恢复之前，不能使用化妆品，防止对处在修复阶段的肌肤造成新损害。

但是有些人可能整个夏季会有很多次游泳的机会，有没有什么办法可以防晒伤呢？

非常简单，每天吃些番茄就可以提高肌肤防晒能力。番茄中富含番茄红素，研究表明，番茄红素能够抵抗紫外线对肌肤的伤害，降低紫外线照射之后的炎症反应，进而保护肌肤。研究表明，阳光照射后的肌肤中的番茄红素含量明显降低，其他成分含量几乎不变，通过补充肌肤中的番茄红素，就能够有效降低紫外线对肌肤的伤害。

但是要注意，番茄红素为脂溶性，因此，食用生番茄或番茄汁是难以达到该功效的，通常情况下可以炒熟后食用，使得番茄红素溶解在植物油中。每天一道番茄烹饪的食物，让你不再害怕夏季烈日的侵袭。

疮疖，巧用鸡蛋可妙治

疮疖就是指皮肤毛囊或皮脂腺急性化脓炎症，是一种外科常见病。多出现在炎热夏季，为受暑毒蕴阻于皮肤或生痱子后被抓破所致。任何部位都有可能发病，多出现在头面、背、腋下，特征为色红、灼热、疼痛、脓肿等。引发疮疖的主要是金黄色葡萄球菌。

记得有一次，一位中年男性来到诊所，他的头部和身上都长了很多疮疖，碰一下就会觉得疼痛难忍，尤其是背部的疮疖，挠也挠不到，非常难受，严重影响了他的正常生活。

我为他检查了身体，然后找来几个鲜鸡蛋，清洗干净之后放到一个干净的、倒满白酒的碗中浸泡，15 分钟之后取出来，之后将脱脂棉敷到他的背部长有疮疖的地方，铺好后，在鸡蛋两端分别打开一个小孔，然后将蛋清撒在脱脂棉上，等到脱脂棉吸饱蛋清后，用胶布将其固定好。

之后，我让那位中年男子每天来这里换一次药，等到第三天患过药后，他的疮疖已经基本痊愈。

新鲜的鸡蛋中富含溶菌酶，能够破坏细菌细胞壁，进而杀死细菌，这就是为什么外敷鸡蛋清能够祛除疮疖。

将鸡蛋放入白酒中浸泡的目的是将蛋壳上的细菌杀灭，防止倒出蛋清的过程中掺入细菌，对疮疖处产生二次感染。

我用这种方法治好了很多患者身上的疮疖。如果疮疖生在头上，要先将疮疖周围的头发剃掉，露出患处，之后按照上述的步骤处理即可。

这种方法操作简便，而且非常适用。如果觉得用蛋清麻烦，也可以直接购买抗生素类软膏涂在患处即可。

对于贫困地区、购买药物困难的村民们来说，通过这种方法治疗疮疖是最好的，因为贫困山区药物稀缺，可能等到药膏到了山区的时候患者的患处已经脓肿难治。

山区虽贫困，但是几乎家家都会养活物，鸡蛋也就更为常见了，通过蛋清来治疗疮疖，能够及时帮助患者摆脱痛苦，防止延误病情。

扁平疣，蒜瓣、蒲公英让你不再为难

扁平疣为一种常见疾病，长在手背、手臂上面，是一种人类乳头瘤病毒导致的皮肤病变。表面扁平平滑，没有任何不适症，多出现青少年人群之中。呈现出慢性病变过程，是一种良性疾病，能够被治愈，危害不大。

一天中午，诊所里的人还不多，突然走进来一个年轻的女士，二十三四岁的模样，长发遮住了半边脸，我正诧异她为何会这副打扮，那位女士便开了口：“医生，您帮我看看吧。”她用手拨开遮住脸的那缕头发，继续说道：“我的脸都快毁容了。”我仔细看了看她脸上的斑点，告诉她：“你脸上所生的是扁平疣，不要紧的，用蒜瓣就可以治。”她听到此话，又是兴奋又是怀疑和不解。

我没有理会她的表情，对她说道：“你回到家后，将蒜瓣切成和扁平疣大小相同的薄片，之后用胶布将其固定在扁平疣上，每天早晚各敷一次，半月之后即可见效。”

她将信将疑，回到家中按照我的方法敷面，刚过十天，她就又来到我的诊所，千恩万谢，我一看，她脸上的扁平疣已经基本消失了，她问我，究竟是什么原理使得那些恼人的斑点祛除了呢?

其实，原理很简单，大蒜之中含有大蒜油、大蒜素等成分，其灭菌功效非常强，具有一定的抗病毒功效。除此之外，大蒜还能够激活免疫细胞，增强人体正气，促进免疫细胞杀灭扁平疣的病毒。

但是要注意一点，大蒜具有一定的刺激性，某些人可能对大蒜过敏，不用担心，可以用蒲公英代替大蒜。

具体做法：采摘新鲜的蒲公英，清洗干净之后在扁平疣上反复涂抹，每次擦 5 分钟，每天擦 3 次，一个星期为一疗程。蒲公英具有非常好的抗病毒能力，但是擦拭过蒲公英后不要立即清洗，应当让蒲公英的汁液在扁平疣上多停留一会儿。

这两种方法的操作都非常简单，取材方便，并且疗效俱佳，由于面部被扁平疣“充斥”的女性朋友可以采用上述两种方法“解难”，做法简单，疗效突出。

湿疹，可用秘方对效防治

湿疹多为各种复杂因素所致的一种多形性皮损，易有渗出倾向的皮肤炎症发硬，此病多复杂，有自觉症状瘙痒剧痛，并且反复，迁延时间久。下面就为大家介绍一下几种不同类型的湿疹所适合的秘方。

一、婴儿湿疹

婴儿比较容易出湿疹，用下面这个秘方清洗就能够痊愈。

具体做法：去蛇床子、金银花、野菊花各 10 克，甘草 6 克，一同放入干净的容器中，倒入适量清水煎汁，等到药液的温度适宜后清洗婴儿的患处，每天加温后清洗两三次，每次清洗 5 ~ 10 分钟即可。

也可以将新鲜的鸡蛋煮熟后取出蛋黄，放到铁勺之中，置于火上炼油，炼好后去渣，将蛋黄油直接涂抹在患处，每天涂 1 次，通常用药之后可能会出现局部发红、渗液现象，瘙痒也会跟着减轻，涂抹 3 ~ 5 次就能够痊愈。

二、脾虚型湿疹

有些人到了夏天的时候就会感觉到食欲下降、皮肤瘙痒，其实这就是湿热症。遇到这种症状时，不要着急，为大家推荐一个治疗此症的秘方。

具体做法：取薏苡仁、粳米各30克放入锅中熬粥，之后加入适量冰糖，每天晚上代替粥来食用，连续吃上一个星期左右，瘙痒症状就能够痊愈。

脾虚型湿疹的发作较迅速，及时治疗才能防止发展成严重湿疹。如果是由于食用了鸡蛋、鱼虾等易致敏食物而出现红色丘疹、皮疹、疮疹，并且伴随着渗出液，不但要通过食疗治疗此病，更应在日常饮食中注意饮食宜忌，否则很可能会妨碍湿疹痊愈。

三、血燥型湿疹

血燥型湿疹相当于慢性湿疹，发病的时候全身燥热、异常瘙痒，发病严重的时候经常会伴随着抓痕血痂。患者通常身体消瘦，舌淡苔白，脉象沉细或缓慢。只有不断养血疏风，才可以除湿润燥。下面介绍一个治疗此类湿疹的秘方。

具体做法：取生地50克，瘦猪肉100克，以及少许冰糖，分成两次熬汤服用，每天服用1次，分成两天吃完，此类湿疹基本上就能被治愈了。

鲜生地味甘苦、性大寒，具有清热生津、凉血止血之功，对于血燥症的治疗有奇效，但是要注意，生地性寒、滞，脾虚湿滞、便溏者不宜服用。

脓疱，试试鱼腥草、牛蒡子

脓疱指的是含有脓液的疱疹，为美容科中的常见疾病，也称痤疮。脓疱为大量脓细胞堆积所致，通常愈合之后会形成疤痕主要为凹陷性疤痕。

脓疱以预防为主：要注意皮肤的卫生，勤换衣物，勤洗澡、洗手、修剪指甲；生痱子、瘙痒等症应及时治疗，防止细菌性感染。那么如果已经出现了脓疱怎么办啊？可以及时到医院就诊，症状较轻者，可以通过鱼腥草、牛蒡子来解决。

首先说一下鱼腥草，这是一种民间常见的凉拌菜材料，被称作“十药”，意思就是说它具有十种药的功效。

当身体某处出现脓疱需要吸出来的时候，可以将生的鱼腥草变软的叶子涂抹到脓疱上，等到脓疱裂开之后，伤口就好了。

鱼腥草有“代刀草”之称，强调的就是它的“拔脓”作用，也可以将鱼腥草叶子清洗干净，然后用铝箔纸抱起来放到小火中加热，直到叶子变黏稠即可敷用。在这里要强调一点，脓疱开裂之前不能将其强挤出来，要等到它自己出脓才可以。

再来说一下牛蒡子去脓，将 6 克左右的牛蒡子放到口中咬碎，然后敷到脓疱上，用绷带固定好，等到脓疱开裂排脓之后，也就意味着伤口基本痊愈。

牛蒡子的油性虽然很大，但是没有臭味，味微苦，入口的时候同唾液一起敷在脓疱上面疗效是非常好的。但是要提醒大家注意，痈疽已溃、脓水清洗的患者不宜使用此方剂。

采用这两种方法均可，可以视取材的便宜程度来决定，两种方法都非常安全、有效，避免使用过多的激素、消炎类药物。如果症状已经非常严重，脓液不断流出，一定要及时到医院治疗，防止症状恶化，延及其他地方的肌肤。

冻伤、皴裂，可选秘方有多种

当软组织受冻，而且局部血供减少形成的损伤即为冻伤。在我们皮肤的温度降至零下 2℃的时候，很可能会出现冻伤，当温度在零下 25℃至零下 30℃的时候，冻伤发生概率最大。在寒冷的冬季是皮肤冻伤的高发季节。并且，冬季天气干燥、寒风凛冽，即使皮肤不被冻伤，也很可能会出现皴裂现象。而下面就来介绍几种针对冬季出现各种皮肤问题时适用的秘方。

一、冻伤

（1）取十几二十根枯茄子茎，少许橘子皮，切碎之后，一同放入干净的锅中，倒入约一脸盆的水煎汁。然后倒入脸盆中，水温适宜后将受冻的手脚放到药液中浸泡 20 分钟左右，每天煎两次，一个星期左右就能够痊愈。

茄子茎可以消肿解毒；橘皮之中含有芳香性挥发油，能够刺激肌肤，加速血液循环，受冻初期，可以利用橘子皮、茄子枯茎来治疗，效果显著，而且没有副作用。

（2）准备一杯白酒和四五根辣椒，将辣椒放入白酒中泡两个星期左右，然后将辣椒汁涂抹在冻疮处即可。

此方剂非常适合因冻疮而奇痒难忍的患者。即使冻疮处有伤口也是可以使用辣椒的，浸泡的过程中，要时不时晃动玻璃瓶，使辣椒中的有效成分充分溶解在白酒里面。但是要注意一点，该方剂仅适合冻疮程度较轻的患者，如果冻疮已经溃烂，则不能使用该方剂，不但不能治好，反而会扩大炎症，使用的时候一定要注意。

二、皴裂

（1）取适量牛肉放入锅中溶解，而后放到干净的容器中冷却，将皴裂处清洗干净之后，把牛油涂抹到皴裂的地方即可。牛肉更适合肌肤保健，并且能够减轻皴裂处的疼痛。

（2）将红萝卜擦碎，然后涂擦患处，并且对患处进行按摩，这样瘙痒就会停止，皴裂也能慢慢痊愈，但是使用此方剂需要有坚持不懈的精神。也可以将红萝卜放到开水中烫热后用纱布包裹好，然后按摩患处，或是用红萝卜叶煎汁，然后浸泡纱布，反复按摩患处。通过按摩，能够促进患处的血液循环，减轻甚至痊愈皴裂。

各种蜇伤，都有小秘方

夏季出行、郊游，尤其是在野外郊游的时候，被各种虫类蜇伤是常见的事情，虽然蜇伤的伤口很小，但却疼痛难忍，要好一会儿才能“过劲儿”，此时就算之前有再好的心情现在也笑不出来了。下面就为大家介绍一些对付这些虫蜂蜇伤的秘方。

一、蜂蜇伤

记得小时候和朋友出去玩，不小心被蜜蜂蜇伤了，坐在石阶上大哭，刚好被婶婶看到，她赶忙用吃剩下的柿子蒂擦拭蜇伤的地方，没过多久疼痛感就消失了，也没有肿胀。

青涩的柿子蒂中富含类丹宁酸物质，具有消炎、收敛之功。

也可以在野外寻找铁角凤尾草，用水清洗干净后放到口中嚼碎，之后连同唾液一同敷到伤口处就能止痛、消肿，对于被叮咬之后没能及时处理而出现的肿胀有非常好的疗效。

铁角凤尾草为多年生草本植物，全草可以入药，四季均能获得此植物，清洗干净之后，鲜用或晒干后使用均可。

铁角凤尾草味淡、性凉，叶片之中含有黏液，具有清热解毒、渗湿、调经止痛、散瘀之功，外敷能够治疗烧伤、烫伤、外伤出血、毒蛇咬伤等。直接用现品敷于患处即可。

将其放到口中嚼碎后敷在患处，其涩味和唾液都具有一定的止血、消毒、消炎之功。

二、蚊虫蜇伤

被蚊虫蜇伤后，可以摘些毛蓼叶子，捣烂之后敷在被叮咬的地方。毛蓼为多年生草本植物，能够治疗外感发热、喉蛾、泄泻、痈肿、蛇虫叮咬等。

毛蓼全草有抗菌之功，它的根部具有非常强的收敛作用，揉搓其生叶，直接涂抹在被蚊虫叮咬的地方即可。如果将其根采摘下来，清洗干净，晒干，然后切碎储藏起来，来年仍然可以使用。

三、蜈蚣蜇伤

小时候和哥哥一起去逮蜗牛，刚刚掀开一块大石头，却不小心被石头下面爬出来的蜈蚣蜇了手掌，疼得我躺在地上打滚，哥哥见状，赶忙回家找来一些洋葱，放到案板上切碎，之后将切碎的洋葱连同汁液涂抹到伤口上，用纱布包裹好，没过多久，疼痛就消失了。

如果被蜈蚣蜇伤的地方只是红肿，有些瘙痒，受伤的程度较轻，可以使用这个方法。因为洋葱之中富含灰分、黏液质，能够中和、缓和被蜇伤的部位。

冰水加糖浆，缓解意外小烫伤

一天周末，我刚吃完晚饭，邻居领着家里的孩子芳芳找到我。孩子在倒水的时候不慎被烫伤，疼得孩子当时就哭了起来，家里也没什么治疗烫伤的药物，她爸爸于是带她到我这里看看。

我看了一下孩子的伤势，只是一块小面积的烫伤。我赶快从冰箱里面取出几瓶冰镇的矿泉水，将水倒入洗脸盆之中，让孩子将手浸泡在水里，不一会儿孩子的表情就不那么痛苦了。

过了几分钟，邻居的脸上紧张的表情随之舒展开来，于是他问我这是为什么。我告诉他，皮肤烫伤之后要及时进行冷却，有冰水的话，就用冰水对烫伤的地方进行冷却，没有的话也可用湿毛巾敷一下，时间不能少于半小时。

如果身边没有冰水，也可以用自来水不停地冲洗，这样也能起到降温的作用，达到冷却的效果。

通过降低皮肤表面的温度使伤口处的血管收缩和组织代谢速度降低，可以起到抑制炎症减轻水肿的作用。另外，低温会让人的神经暂时麻木，因而起到一定的止疼效果。

过了半个小时的时间，我让孩子把胳膊从冷水里拿出来。由于我的家里也没有准备药膏，就用碗装了不少的白糖，然后碗里面放上冰水，调成了非常浓的白糖糖浆，然后用医用棉签将糖浆涂在孩子烫伤的部位，然后用纱布固定。

邻居大哥觉得很纳闷，不相信这样的方法可以治疗烫伤。我告诉他，烫伤在经过冷处理以后，下一阶段的工作就是促进伤口愈合以及防止感染，而浓糖浆完全能够做到这点。由于糖浆的含糖量非常高，细菌一粘上去，就会很快脱水死亡。另外，浓糖浆里面还有大量的糖分，可以促进伤口组织生长，为修复皮肤提供营养支持，帮助伤口快速愈合。

我让邻居在孩子睡觉之前再换一次糖浆并务必包上纱布，第二天我去他家串门，发现孩子胳膊上的烫伤已经恢复得差不多了。

被烫伤的人大多数都会担心留下疤痕，其实留不留疤痕与如何治疗没有直接的关系，关键是要看皮肤的真皮层是否破损。一般的烫伤只会损害表皮细胞，完全伤不到真皮细胞，所以完全没有必要担心这点。

荨麻疹，内服外敷可去根

荨麻疹为常见的皮肤病，是不同因素导致的皮肤黏膜血管反应性疾病，症状时隐时现，多为边缘清楚、红色或白色瘙痒性风团，中医将其称作“隐疹”“风疹块”。

荨麻疹发病初期仅仅表现为皮肤瘙痒，但是如果抓挠皮肤就会生出大小不均的风团，伴随着剧烈瘙痒，瘙痒时停时起，甚至会伴随咽喉肿痛之症，患者常常彻夜难眠。下面就为大家介绍几个治疗荨麻疹的秘方。

一、内服方

（1）取荆芥穗 12 克，防风 9 克，牛蒡子 10 克，丹皮 9 克，浮萍 6 克，生地 9 克，黄芩 10 克，蝉衣 12 克，生甘草 6 克，一同用清水清洗干净后用水煎服，每天服用 1 剂，早晚各 1 次。

荆芥和紫苏具有发汗解表之功，紫苏散寒的能力非常强，荆芥祛风的能力更胜一筹，所以在理气的方剂之中，我们常常能看到紫苏的身影。荆芥和防风同用，能达腠理、发汗散邪。

（2）取适量新鲜的香菜去掉根须后清洗干净，然后放入锅中煮5分钟，之后用蜂蜜调和，每天喝1次，连续喝3天，荨麻疹所导致的红、肿、痒等症就会消失。

香菜味辛温，通脾，达四肢，能够将一切不正之气清出体外，具有发汗解表、宣肺透疹之功，疹出不畅的患者可以服用。

二、外敷

（1）按照2：1的比例将食醋和白酒勾兑在一起，调和均匀后涂抹在患处，几分钟之后，荨麻疹引发的瘙痒就会消失。

在中国的历代医学典籍之中，都记载着食醋降胆固醇、软化血管、降低血黏度的功效，并且，醋中富含多种矿物质、氨基酸，具有收敛、紧缩皮肤之功，利于肌肤美容和肌体健康。

（2）取鲜韭菜一把，然后用左手捏紧韭菜，右手从韭菜根部切掉一段，之后用切面擦拭患处，等到切面处的韭菜汁用完之后，再切一刀，继续涂抹，休息10分钟左右，如果还痒，可以继续涂抹几次，通常每次涂抹2～3遍，每天涂抹3次即可。

韭菜味甘辛、性温，其根、叶捣成汁后均具有消炎止血、止痛之功，因此能够缓解湿疹瘙痒、红肿等。

有了脚气，就用小秘方泡一泡

脚气也可以称作脚癣，一般来说，发病的主要原因就是脚部经常处在潮湿的状态，从而被一些真菌感染。发病的时候脚部会异常痛痒，有些人还会发生溃烂，甚至影响正常的行走。同时，脚气是可以传染的，这样就会给身边的人带来麻烦。

我有一个朋友就患有脚气，已经很多年了。他从小的时候开始就在乡下生活，因为劳作，脚也常年泡在水中，因此在脚板上生了一层厚厚的角质，用热水泡过之后，可以刮下一层皮。在家里，农田里的活都是朋友一个人在做，因此他很少有休息的时间，大部分的时间都是在劳作。后来，他脚板上的皮肤越来越粗糙，甚至连脚趾上的皮肤也变得非常粗糙。尤其是在夏天的时候，他的脚趾中间还会生出很多的水泡，破了之后，里面就会溃烂，又疼又痒。冬天的时候气候变得很干燥，他的脚上就会出现脱皮的现象，有时候皮肤还会裂开。

脚气产生的根本原因就是真菌感染。一般来说，如果去医院治疗脚气，医生一般都会开很多的西药。例如达克宁，治疗脚气一抹就好，但是一旦停用，经常会复发，就像我朋友，已经用了很多的达克宁，但是一直不能去根。直到我给他介绍了一个秘方，他的脚气才根治。

这个秘方的材料并不是很名贵的药材，相反，用料非常的普通，具体做法是这样的：2 片生姜，1 两食用盐，一起放在锅中，然后放入适量的清水，煮沸，十分钟后倒在盆中，自然冷却到脚可以适应的温度，倒入二两陈醋，然后泡 30 分钟。坚持 3 ～ 7 次，脚气就可以完全治好，但是想让自己的脚面恢复光泽，那就需要一两周的时间了。若是让脚气根除，那么最好是坚持一个月。

就这样朋友每天都会煮上一大壶生姜水，在睡觉前泡泡脚，然后用剪刀将脚上的厚厚的皮刮掉一层。没过多久，他的脚就不再溃烂发痒，渐渐恢复了正常。同时我还叮嘱他，每次下地干活的时候都要穿上胶鞋，这样可以有效地保护自己的双脚，以免再次出现问题。

这几年，我将这个秘方介绍给了很多的脚气患者，他们一般都会泡上十天半个月。这个方子中的三种材料具有一定的杀菌作用，但这三种材料单独使用的时候效果并不是很好，放在一起使用就会有杀菌的效果。最好连泡 1 个月以上，这是因为这些脚上的真菌不能够在短时间内清除，有些真菌还会在脚趾缝中生存，这些存在于脚趾缝中的真菌就是脚气反复发作的主要原因。

同时，治疗脚气需要耐心，当你觉得自己的脚气看上去似乎已经好了，那也要坚持泡上一个月，因为这样才能根治。

另外，这个秘方还能治疗脚臭的问题。因为产生脚臭的原因是，脚上存在细菌，并且脚部容易出汗，这些细菌将脚部的汗液分解，就会有脚臭。

俗话说罗马不是一日建成的。脚气也不是一天就能够形成的，若是您也被脚气的毛病折磨着，那就快使用这个秘方吧。

第四章　五官科秘方

祛除五官病痛，还你耳聪目明

眼疲劳，小动作还你眼轻松

对于办公室白领来说，一天盯上七八个小时的电脑是再正常不过的事儿了，眼部疲劳也就经常发生。还有一些特殊工作的办公室人员，如编辑、设计等，经常是双眼血丝密布，睁开眼就会觉得干痛，如果时常做做眼保健操，时不时向窗外眺望一下，眼疲劳现象就能够得到改善。

长时间坐在电视机或电脑前，很容易眼疲劳，对视力产生负面影响，如今，由于工作压力的增大、工作节奏的加速，办公形式的变化，使得很多人都面临着眼疲劳问题，严重影响了视力健康，走在大街上，我们甚至会看到三五岁的孩子戴着眼镜，这不能不说是个严重的问题，值得现代人注意。

现在的孩子，有写不完的作业，查不完的资料，玩不完的游戏；现在的上班族，有处理不完的文件，做不完的工作，就好像我们不能摆脱眼疲劳一样。很多人甚至认为，眼疲劳是现代人的特征。事实上，我们平时多动动手指，眼疲劳问题就能被解决了，视力也能够迅速恢复到正常状态。

无论是在工作还是在学习的过程中，只要我们肯抽出时间动动手指，就能够短时间内放松眼部，保护视力。

工作或学习的过程中，如果我们感觉到眼部干燥，视物模糊，可以先将手头的工作放一放，到一个舒适的环境中放松身心，慢慢地闭上眼睛，然后在胸前双手做十指对压、握拳伸掌动作，反复做即可。慢慢地张开双手，相对而击指根、虎口，然后握拳，轮流按压手掌心，用其中一只手的大拇指和另外的四指相对，力度大些进行按压，反复数次即可。

在我们的手指和手掌上有很多和眼睛相关的反射区、经络和穴位，手指护眼操能够通过刺激和眼睛有关的反射区消除眼部疲劳。我们的手部是经络密集的部位，通过做眼保健操，对手部神经感受器进行刺激，大脑会产生出一种名为内啡肽的物质，具有非常好的放松效果，可以缓解眼部疲劳，放松全身，还能够缓解大脑难受症状。因此，对于那些用眼、用脑过度，精神紧张的学生和上班族来说，这种按摩方法是非常可行的。

此外，也可以通过搓手法缓解眼疲劳：先闭紧双眼，然后用力搓双手至发烫，立刻用手掌心捂住双眼，每半分钟做一次，反复做四五次。用温热的双手轻缓地转动眼球，能够促进眼睛视力的恢复，之后慢慢张开双眼，向窗外眺望，此时你就能够感觉到双眼非常舒服、轻松，再次工作也就更容易进入状态了。

搓热的双手覆在眼部，能够加速眼部血液循环，放松眼部肌肉。双手用力搓热的过程中会产生静电，因此在捂住双眼的过程中能够产生类似通电的感觉，这就是静电刺激。但是要注意，双手一定要干燥，因为双手潮湿，或者手掌非常细嫩，是很难产生静电的。

尤其是那些经常对着书本的学生，以及经常对着电脑的上班族，也可以试试这两种按摩方法，坚持每天按摩，就能够有效缓解眼疲劳，保护视力。

眼睛干，芝麻帮你来润目

都市生活，办公室工作，经常对着电视、电脑，使得很多上班族出现了眼睛干涩、视觉疲劳等不适。导致眼睛干涩的原因很多，但是用眼过度是最常见、最直接的因素，电脑会散发出射线，对眼睛产生刺激，使得眼睛产生疲劳。此外，很多白领工作者对着电脑一下子就几个小时不动，眼干眼涩也就成了不可避免的事情。

导致眼睛干涩的原因主要是泪液供应减少、泪液蒸发量大两种原因所致，光靠滴眼药水也不是办法，可以通过吃芝麻来改善眼睛干涩症状。

改善眼睛干涩、疲劳除了需要适宜光线、充分休息外，还需补充营养，使眼睛得到充分的休息。果蔬、豆类食品中富含维生素、蛋白质、膳食纤维，能够对眼睛起到滋养、保护的作用。

而芝麻自古以来就被看作是强身益寿食品，在《名医别录》之中有芝麻可“坚筋骨，明耳目，耐饥渴，延年益寿”之说。《本草备要》之中也提到，芝麻可“明耳目，乌须发，利大小肠……”

中医认为，芝麻性平，味甘，具有滋补肝肾、养血明目、润肠通便、益脑生髓之功，能够用于治疗肝肾亏损、须发早白、视物模糊、眼睛干涩等症。

从中医的角度说，眼睛干涩属于“内燥”之列，也叫“津亏”、“血燥”，是由于视物时间过久而导致的阴亏津少所致，由于芝麻能够养血润燥，滋阴养肝，所以能够缓解眼睛干涩。

现代营养学研究证明，芝麻之中富含人体所需营养素，其蛋白质、钙质含量丰富，并且富含维生素 A、D、E，以及 B 族维生素，这些维生素均能够维护眼睛正常功能。此外，芝麻中丰富的油酸、亚油酸、甘油酸都属于不饱和脂肪酸，为人体细胞重要组成成分，经常食用，能够明亮双目。

每天吃上一小捏芝麻，就能够缓解眼睛干涩，但是要注意，芝麻不能过量食用，否则很可能会产生负面影响，如脱发、反胃等。

得了红眼病，试试野菊花

红眼病多发生在夏秋季节，属于流行性出血性结膜炎，致病病原体是肠道病毒 70 型。该病特点为发病急、传染性强、刺激症状重，发病过程中结膜高度充血、水肿，与结膜下出血、角膜损害、耳前淋巴结肿大并发。

现在患红眼病的人并不多，所以很多人对红眼病的理解更趋于幽默化。说某些人看到金钱、权力、物质等“眼睛都红了”，颇具讽刺意味。

过去有这样的传言，说是谁如果看了红眼病患者的一只眼睛，自己就会患红眼病。实际上根本没有这回事，如果那样的话，红眼病患者的周围个个都是红眼病了。只要我们注意好个人卫生，揉眼睛的过程中养成好习惯，自然不会被传染。

红眼病患者主要表现出来的症状为眼部剧烈疼痛，畏光，流泪，并且眼部有水样分泌物；眼睑红肿，结膜严重充血、水肿，球结膜下有出血现象；角膜上有点状上皮脱落，荧光素着色；耳前、颌下淋巴结肿大。

患上红眼病后，使用抗生素等消炎药是不管用的，因为该类药物并不能抑制或杀死病毒，下面为大家介绍秘方，方法虽简单，却能够有效治疗红眼病。

找一些野菊花，然后放入干净的锅中，煮 10 分钟左右，然后放到一旁晾凉，等到水温适宜之后，用野菊花水清洗眼睛，最好能让水液浸在眼皮下，眼睛可以接触到野菊花，每天洗两三次，当天就能够看出效果，连续洗上四五天，红眼病就被治好了。

野菊花中黄酮类化合物具有非常好的抗菌、抗病毒功效，在治疗红眼病的时候疗效显著。如今，很多大医院里面甚至采用超声雾化机将野菊花自动雾化，然后喷到患者眼中。虽然我们家中没有该类设备，但是直接用野菊花水清洗眼睛效果也是不错的。

但是要注意一点，此秘方最好清洗 10 分钟以上，这样药水就能够充分保留在眼睛里面，同时将分泌物清洗干净，临床上称此法为“眼浴”。

虽然无论是条件、方法，还是材料都显得简单了些，但是如果一味地使用各种消炎类的眼药水是看不到效果的。红眼病轻、中度患者都可以用此法治愈疾病，节省了去医院挂号、就诊的费用，也节约了大量时间，何乐而不为呢?

眼部灼伤，使用苦瓜有奇效

一天，有位中年女性带着一个十八九岁的姑娘急匆匆赶到门诊，只见那女孩泪流不止，脸上伤痕累累，前额的头发、眉毛、睫毛都已经被烧伤，女孩的妈妈非常着急，带着哭腔问我："您快看看我女儿的眼睛，她会不会瞎掉？"

询问之后才知道，那女孩的眼睛是被酸性化学药物烧伤的，她已经不能看到事物，仅能感受到光区的存在，我赶忙将 20% 的苦瓜霜敷在她的眼睛和脸上，并嘱咐她的母亲每半个小时给她换洗一次，慢慢地，女孩的疼痛减轻了。

第二天再来到诊所的时候，我将四环素眼膏涂在了她的眼睑中，防止其眼睑胞肉粘连，并让她服下了黄连解毒汤。用上述方法为女孩治疗 24 天之后，她的双眼恢复了透明，视力恢复正常。女孩的母亲感激万分。

事后我得知，小姑娘在一家化工厂上班，那天不小心被盐酸溅到了眼睛里。我告诉女孩，以后做事的时候一定要小心谨慎，还好这次就医及时，如果晚了一两天，双眼很可能就保不住了，女孩听后很后怕。我告诉女孩的母亲，苦瓜霜能够治疗眼部烧伤，对于酸、碱、化学烧伤，水烫伤等均有较好的治疗效果。制作方法非常简单，在家中就能制备。

具体做法：取未成熟的鲜苦瓜，切开，掏出瓜瓤，之后灌满芒硝，将其对合，两端用线扎紧，悬挂在通风的地方，等到苦瓜出现白色芽霜的时候，就可以刮入瓶子里面，密封储藏，备用。

苦瓜霜具有解毒、泻火之功，外敷能够产生清凉的感觉，容易被患者接受，用苦瓜霜治疗此类病变，效果俱佳，而且不会出现任何不良反应。

这种方法适用于被灼伤时间不长，并且伤势并不是很严重的患者。如果灼伤面积较大，伤势严重，则应及时到医院处理伤口，以免耽误治疗。

大发散：寒翳的克星

风寒目翳多出现在高寒地带和山村地区，城市之中少见，是陈寒内伏传肝，郁久化火生翳，用辛湿发散的方剂方能去其陈寒，目翳自然就能退去。

记得有一年冬天，一位老人到我这里看病，他所患之症正是目翳，到过几家医院就诊，请求开麻黄都遭到了拒绝，但是他说麻黄一定能治他的病。

我当时也奇怪，他为何深信麻黄可以治愈他的目翳呢？仔细询问才知道，原来他 20 年前就已经患过此病，当时有位大夫给他开了大量麻黄内服，目翳之症竟然迅速痊愈，从那之后，他坚信麻黄可以治疗目翳之症。

但是他去过很多家医院，没有一家肯给他开麻黄的，他到了我这儿，肯请我给他开麻黄，帮他解决病痛的折磨。

我仔细检查了他的眼翳，颜色发暗，白睛赤紫、发胀，并且伴随着胃寒、头痛、身痛、脉沉等证，确实可以通过麻黄来发散他的寒翳。

我给他开的方剂是大发散，由麻黄、四味大发散、当归尾、赤芍、蝉衣、木贼组成。最初，麻黄用 9 克，连续服用 3 剂，并没有出现不良反应；之后按照以前的方剂将麻黄增加到 15 克，患者继续服用 3 剂，也没有出现不良反应，并且眼翳比之前缩小很多，白睛暗赤也逐渐消退。之后又按照此方剂，将麻黄的量增加到了 24 克，继续服用 2 剂，患者感觉到胸中不舒服，头发昏，但是畏寒、头痛、身痛等症都消失了，翳障也比以前缩小了很多，白睛基本消失不见，减为常量，继续服用5剂，除了黑眼睛上尚有薄翳，其他症状都消失了。

本方剂中的四味大发散分别为羌活、白芷、防风、川芎；其中，麻黄可宣肺气、开腠理、透毛窍、散风空；羌活可散风寒湿，止痛；白芷可祛风散寒，通窍止痛，消肿排脓，燥湿止带；防风可祛风解表、胜湿止痛、解痉、止痒；川芎可活血祛瘀，行气开郁，祛风止痛。因此对于风寒目翳具有非常好的治疗作用。

耳鸣、慢性中耳炎，银杏干、虎尾草能治愈

耳鸣、慢性中耳炎是比较高发的耳部疾病，由于西医的治疗不能究其根源，因此很多人误认为此病为顽疾，难以治愈，下面就来分别介绍这两种病症，以及能够有效治疗耳鸣和慢性中耳炎的秘方。

一、耳鸣

耳鸣为常见的临床症状，而并非一种疾病，指的是在外界没有响应生源、点刺激的情况下耳内或头部出现声音主观感觉。

耳鸣可以通过喝银杏干叶子茶来改善，每天取2 ~ 3片银杏干叶清洗干净，然后用沸水冲泡，代替茶水来饮用。

银杏全身都是宝，而银杏的干叶子刚好可以治疗耳鸣症。从银杏中提取出来的药物能够保护我们的心脏和大脑，是重要的药物宝库。银杏的叶子能够提炼出160多种有效成分，它的果实为高级的滋补保健品。

但要提醒大家注意，银杏干叶子是有毒性的，所以冲泡第一遍的水是不能喝的，除此之外，银杏叶也不可以同其他茶叶或菊花同泡。

二、中耳炎

中耳炎容易导致中耳全部、部分结构炎性病变，多发生在儿童身上。有人说治愈中耳炎是非常困难的，即使每天都去看医生也难以治好。

一次，朋友的孩子患上了慢性中耳炎，他非常焦急，每天带着孩子去各大医院，却没见好转，后来他到我这儿诉苦，我给他推荐了一个秘方，让他回家给孩子试试管不管用。取五六片清洗干净的鲜虎耳草叶子，之后用力揉搓出汁液，取两三滴滴到孩子的耳朵中，他回到家后，照着我教给他的方法给孩子试了试，没想到连续滴几天孩子所患的中耳炎就痊愈了。

虎耳草多为野生，生在阴凉潮湿的地方，全草可以鲜用，也可以晒干之后药用。春、夏、秋均能采收得到，采摘好后，祛除其中的杂质，清洗干净，干燥之后即可使用。

在治疗化脓性中耳炎的时候，取出几片鲜嫩的虎耳草，倒出汁液，放到纱布中过滤，倒入适量冰片，然后装到滴眼瓶里面备用。

虎耳草味微苦、辛、寒，其消肿解毒功效显著，对于普通的肺热咳嗽、风湿疹、皮肤瘙痒、痔疮等均有疗效。

荸荠、雄黄可治酒糟鼻

酒糟鼻，又称玫瑰痤疮，多出现在 30 ～ 50 岁的中年女性身上，属于面部慢性炎症疾病。酒糟鼻确切病因尚不明确，多种因素都可能诱发或加重此病，在辛辣刺激、冷热刺激、精神紧张、情绪激动、内分泌失调等刺激下容易发作。

酒糟鼻多发生在面中部、鼻尖、鼻翼部，甚至会延及两颊、颌部。轻者毛细血管扩张，局部皮肤潮红，油脂增多；重者会出现红色小丘疹、脓包，甚至会导致鼻子端肥大、毛囊哆开，进而出现鼻赘。

试想，无论是男性还是女性，长出一个大红鼻头都是不好看的，严重影响面部美观，甚至会打击一个人的心理。不管谁患上这种病，心里都会有负担。酒糟鼻发病的主要原因就是毛囊虫感染，但是与嗜好辛辣食物也是有一定关系的。

想要治愈酒糟鼻是比较困难的，因为其发病原因很难找出，去医院就诊，无非开些消炎类药物，如金霉素、四环素等，见效虽快，但是容易反复发作。下面为大家介绍一个小秘方，虽然治疗的过程相对抗生素类药物慢了一些，但是能够从根本上治疗酒糟鼻。

中医认为“肺开窍于鼻”，通常情况下，使用清肺热的中药就可以治疗酒糟鼻，但是从现代医学角度看，酒糟鼻的病因尚不明确，虽然知道和饮酒、喜食辛辣有关，但是仍旧不知道这其中必然联系的机理。

研究发现，酒糟鼻和幽门螺杆菌感染关系密切，很可能由于胃中螺杆菌感染之后将人体中的抗体激发出来所致，使得鼻部生出皮疹等炎症，因此，杀灭幽门螺杆菌为治疗酒糟鼻的根本方法。

抑制、杀灭幽门螺杆菌可以选用黄连，因为黄连具有非常好的清胃火、治疗酒糟鼻功效，与中西医的理论均相符。除了使用黄连，还可以使用以下两个小秘方治疗酒糟鼻。

一、荸荠擦拭法

将新鲜的荸荠清洗干净，然后从中间切开，用切面紧紧地贴在鼻尖和鼻翼的两侧，反复擦拭，直到鼻子上充满荸荠白粉浆。等到白粉浆晾干之后再继续擦拭，一层一层堆积，堆积的越厚，效果才越好，每天晚上临睡前擦拭一次即可，一个月为一个疗程。

二、雄黄涂抹法

取 1 克雄黄，研成细末，之后加入适量蛋清，搅拌成药糊，先用食醋将鼻子清洗干净，而后将药糊涂在患处，每天涂抹 3 次。每次涂抹之前都要食醋清洗，连续涂抹两个星期左右为一个疗程。

这两个方剂都具有杀菌、杀虫、消炎之功。而雄黄的杀虫效果更佳。荸荠具有比较强的杀菌作用。

但是要提醒大家注意一点，如果酒糟鼻症状已经持续了很久，长出了鼻赘，仅仅靠涂抹西药或使用中药秘方是不行的，只能通过切除手术根治。如果酒糟鼻已经严重到鼻部血管明显扩张，最好配合激光或手术治疗才能看到效果。

所以，无论是何种疾病，都应当及时治疗，在病情较轻的时候使用秘方效果才更显著，而且能够根治疾病。

鼻窦炎，盐水洗鼻可治愈

如今，由于空气的污染、气候变化的无常、现代人衣着单薄等因素，很多人都患上了鼻炎、鼻窦炎。鼻窦炎多出现在低龄、年老体衰的人群中。

主要症状为在急性鼻炎的过程中患侧症状加重，之后会出现畏寒发热、全身不适、精神萎靡、食欲下降等症，急性牙源性上颌窦炎全身症状比较严重，会出现鼻塞、脓涕、局部疼痛、头痛、嗅觉下降等症。

随着年龄的增长、身体素质的下降，人们容易患上感冒发烧，就会伴随着鼻塞、头痛、黏脓鼻涕等症，在按压鼻子旁的面颊时，面颊也会出现明显压痛感，每次感冒的时候症状都会特别严重。

急性鼻窦炎发作的时候必须使用抗生素来解决，可以到医院或诊所中开几只注射器，用于冲刷鼻腔内部。

具体做法为：取 2 ～ 3 克食盐放入干净的容器中，然后倒入 100 毫升温开水，这样就形成了低浓度盐水，之后将针头注射器拔掉，抽满盐水，头微微向前倾，然后将注射器头伸入鼻腔之中，屏住呼吸，迅速将盐水注到鼻腔中，等到鼻腔中液体流出之后，换另一侧鼻腔重复此过程，要反复多洗几次。

鼻窦就是长在鼻子旁骨头中的一些空洞，他们在鼻腔里有个开口，和鼻腔相同，通常情况下，我们鼻窦中的分泌物需要通过这些开口进入鼻腔，之后排出体外，可是由于鼻窦发生了炎症，分泌物、鼻涕等难以排出，这个冲洗的过程，能够迅速将鼻腔中的鼻涕冲走，以防止堵塞鼻窦出口，这样鼻窦炎才可以迅速治愈。使用低浓度盐水能够消除水肿和炎症，提高鼻腔黏膜处纤毛功能。

我的很多患者都通过这个方法减轻了鼻窦炎所带来的痛苦，这个用盐水冲洗鼻子的方法需要坚持操作，这样鼻窦开口才能长期畅通，纤毛功能才能更好地恢复，鼻腔免疫功能也能够显著提高，鼻窦炎反复发作的现象也就能够得到改善了。

这种方法长期坚持下去，再次感冒的时候，鼻窦炎也不会立即找上你，而且感冒的次数也会明显降低。这种方法操作简便，又避免使用过多的抗生素，降低鼻腔免疫功能，加重鼻窦炎。

牙痛，用花椒白酒漱口

中国有这样一句古话：“牙痛不是病，痛起来要人命。”此话虽然通俗，却并非没有道理。记得上高中的时候，同桌突然牙痛而不能进食，每天只是吃些流食，一个星期就瘦了四五斤，可是牙痛并没有因为时间而减轻或停止。

她张开嘴，我发现她的牙非常好，并没有蛀牙或龋齿，后来想到了小时候自己由于牙龈炎而出现牙痛，妈妈教我的方法，想着用在她身上可能也管用，因为实在不想看同桌那么痛苦，茶饭不思。

她是左边的牙痛，于是，我找到她右边的合谷穴，中医认为，面部疾病能够通过按摩合谷穴来治疗，但是，仅仅按摩合谷穴只能达到止痛的目的，因此，我一边帮助她按摩合谷穴，一边让其他同学去购买花椒和白酒。买到之后，我取出 10 粒花椒放在茶杯中，然后倒入半杯开水，盖上盖浸泡 5 分钟，之后倒入一两白酒，再盖上盖，等到花椒水冷却之后，将花椒过滤掉，留花椒水备用。

我让同桌含上一口花椒水，然后在一旁指点她，就像平时漱口的时候那样，一会儿低头、一会仰头，反复此过程 10 分钟左右，将花椒水吐掉，然后她突然扶着我的肩膀说："太好了，牙齿完全不疼了！"

到了晚上临睡的时候，我又让她用同样的方法漱了 3 次口，那天晚上她睡了个安稳的觉，没有再次被牙痛疼醒。第二天早上起床，早餐也照常吃了，连续吃了几天流体食物，同桌的食欲大增，心情大好。

长大之后，我专心研究中医方剂和治疗之术，才明白，母亲教给我的这个方法，主要依靠的是花椒的作用。在古代的医术上有记载，说花椒具有治疗牙痛之功。花椒具有麻醉的作用，如果液体花椒的浓度达到 20% 的话，麻醉作用甚至能够超过普鲁卡因等麻醉药。此外，花椒具有消炎止痛、抑制局部炎症之功，并且花椒之中的挥发油能够抑制或杀死 6 种以上细菌、11 种以上真菌，对于牙龈炎类感染有非常好的治疗作用。

在花椒水中添加白酒，杀菌作用更佳，因为白酒除了具有杀菌消毒之功，白酒中的乙醇还能够将花椒中的有效成分充分溶解出来，最大限度地将其功效发挥出来。

其实，导致牙痛的主要原因就是口腔卫生没有做到位，引发牙龈发炎，进而导致牙痛。到医院治疗，无非就是使用一些抗菌、消炎、止痛类的药物。而花椒水刚好能够达到抗菌、消炎、止痛的目的。

但是要注意，此方法对于牙髓炎导致的牙痛效果并不显著，因为牙髓炎病根在牙齿中，而含漱的花椒水并不能进入到我们的牙齿中，所以该秘方的止痛效果也就没有那么明显了。

口腔炎，蜂蜜、海带粉可解决

现代人终日忙碌，精神紧张，操心费力，人一上火、疲惫就容易患口腔炎，因此，在现代人中，口腔炎患者越来越多。

一天，一个朋友来到我的诊所，他说自己最近口腔炎发作频繁，经常是茶不能饮，饭难下口，不知怎么办才好。

我跟他说："怎么这点小事就将你愁成这样啊？回家在口腔炎的部位涂抹一些蜂蜜就可以了。"

朋友将信将疑，回家后实施这个方法，不断在口腔炎的部位涂抹蜂蜜，直到溃疡彻底治愈，他赶忙又来找我，让我解释这其中的原理，为什么蜂蜜就能治疗口腔炎症呢？

我告诉他，口腔炎的发生很可能是由于我们平时吃了刺激性的食物，如大蒜、辣椒、大葱等导致的，也可能是服用抗生素后产生的反应。

虽然大葱、大蒜具有杀菌作用，但口腔炎患者一定要禁止食用此类食物，以免加重口腔炎，甚至会导致口腔溃烂。

而蜂蜜之中维生素 E 含量丰富，维生素 E 具有迅速愈合伤口之功，因此勤涂抹蜂蜜就能够治愈口腔溃疡。

此外，用烧焦的海带粉来涂抹口腔炎症处也能够将其治愈。具体做法：将海带烧焦，然后涂抹到患处，两三天就可痊愈。

烧焦的海带粉中含有盐分，刚开始涂抹的时候会觉得刺痛，如果将海带粉末同蜂蜜混合涂在患处，就不会那么痛了，效果也是非常好的。

介绍完外敷秘方，再为大家介绍一种内服治疗口腔炎的秘方——银耳羹。

具体做法：取银耳 10 ~ 15 克，冰糖适量，一同放入锅中熬煮成羹即可。

银耳具有强精、补肾、润肠、益胃、强心、补脑、美容、嫩肤、延寿之功，久服能够增强人体自身免疫力。此法适合工作繁忙的办公一族出现的口腔炎。

但是要注意，上述几种方剂仅适合于口腔炎症状较轻的患者，创面较大，甚至出现溃烂的患者应当及时到医院就诊，以免耽误病情。如果使用上述方剂之后症状仍然未能改善，也应及时到医院开些药物，内服外敷，及时治疗、治愈。

口臭让人恼，开水黄连解尴尬

口臭就是指从口腔或其他充满空气的空腔之中散发出的臭气。如今，由于各种原因，口臭成了普遍现象，严重影响人与人之间的社会交往及心理健康。

尤其对于那些注重形象的女孩子来说，口臭无疑会将她们的自信心大打折扣，很多女孩为了摆脱口臭问题，讨男生喜欢，每天刷好几遍牙齿，时不时出去漱口，口香糖嚼个没完，可这些也就只能解决表面问题，并不能从根本上摆脱口臭。

记得有一次聚餐，朋友的女儿总是躲在一边，不敢靠近人群，那个女孩长相精致，为什么会这样怯于走向人群呢?

经过和朋友的一番谈话我才得知，她的女儿有严重的口臭，这使得这个女孩多了很多洁癖，比如一天刷好几次牙，吃过东西就漱口等，我跟她说让她把小姑娘带到我的诊所，我为她诊治诊治，看看能不能治好。

没过几天，朋友果然带着女儿过来了，在检查的过程中我发现，小姑娘的舌苔黄腻，经常会觉得胃部灼热，再加上她刚刚步入社会，工作压力较大，经常处在高度紧张的状态。由于公司离家较远，又不提供三餐，所以小姑娘经常在外面饥一顿饱一顿，甚至用零食代替正餐，导致她现在的肠胃消化功能变差。从中医的角度说，该种症状叫作气滞胃热。

经常精神紧张就会导致肝郁，肝功能本就掌管人体气机通达，因此肝郁容易导致气滞。并且，肝属木，而脾胃属土，木克土，因此肝郁后胃容易受到侵犯，引发脾胃失调、脾胃气滞等。除此之外，如果脾胃的消化功能比较差，吃进腹中的食物就会化成火，气滞本身也可以化成火，二火交加，就会导致胃热，热气熏蒸腹中的食物，张口便是臭气，自然形成了口臭。

治疗“二火”引发的口臭应当从理气和降火入手。我并没有为小姑娘开方剂，只是告诉她每天取 5 克黄连，然后用开水冲泡，放入适量白糖搅拌均匀，以抵消黄连苦味，之后分成两次服用，每天早晚各服一次。不喜欢加糖也可以在泡茶的过程中放入 5 克黄连。黄连具有非常好的清胃火的功效，因此，对于胃热性口臭具有针对性治疗之功。

很多人出现的口臭都和胃中的幽门螺杆菌感染有一定的关系，它能够分解因胃部功能变差而残留的食物，产生大量气味难闻的氨气，等到氨气在胃中积累到一定浓度的时候，会通过食管呼出，气味难闻。

朋友的女儿就是由于胃部灼热、饮食无规律、精神紧张而引发的口臭，这是典型的慢性胃炎特征，可以判断是由于幽门螺杆菌导致的口臭。黄连刚好可以将此菌抑制或消灭，坚持每天喝黄连水，一个月左右就能够去口臭的“根儿”。

此外，口臭的患者在刷牙的时候要注意，除了要刷牙齿内外，还要刷舌头，很多人牙齿洁白健康，却仍旧有口臭症状，主要是因为这些人的舌苔上细菌、食物残渣大量残留，细菌将食物残渣分解，生成硫化物，产生臭气。因此，服用黄连与正确刷牙配合在一起，就能够将这种胃部不适引发的口臭问题轻松解决！

甘草泻心汤，治疗口腔溃疡效果好

记得有一次，侄女打电话到诊所，问我能不能去接她同学一下，侄女是高中学生，学校校规很严，没有家长电话，或者没有人到学校亲自接学生，坚决不允许学生迈出学校大门一步。

我当时很狐疑，为什么突然让我去学校里接女孩出来，看到那个女孩的时候，我发现她脸上的皮肤很粗糙，嘴角有点溃疡，脸上的皮肤有些发红，一看就知道她是一个喜欢着急上火的人。我问她怎么了？她说最近这几个月口腔溃疡很厉害，总是这边好了，那边又长出来了，鼻子里也全是疱，都不敢抠，弄得她吃饭也吃不好。两边的嘴角也开始烂了，都不敢大声说话，大声笑，严重影响了她的正常生活和工作。

我仔细看了看她的口腔，的确有好几块发红的口腔溃疡，有些中间还泛白了。我问她吃过什么药，她说，内服外敷的药用得多了，放假的时候也曾到医院看过，医生说是上火了，开一些维生素 B 就得了，可时间一长，口腔溃疡还会复发。

我问她是不是什么烦心事，她说高中的学习压力很大，同学之间的竞争激烈，每天晚上都熬夜做数学题到子夜一点，等到凌晨五点多就又开始新一天的学习了，而且她最近又被失眠所困扰，女孩父母对她的期望比较大，还要不断地承受父母施加的压力，她的情绪向来不稳定，再加上这重重压力，更是一肚子苦水无处诉。

我告诉她，无论是什么不顺心的事都应该发泄出来，可以找朋友倾诉，可以出去唱歌，但是千万不能把事情都憋在心里，时间久了就会生出这满嘴的疱。口腔溃疡多为心脾积热所致。说得直白一些，如同胸膛中的一团火，火不断上行，走到口腔处停下来。如果你不及时将火熄灭，嘴里的火就永远不能消，口腔溃疡自然反复发作。

我告诉侄女的同学，想要摆脱口腔溃疡，首先要调整好自己的心态，不该管的事情不要管，学习累了就歇一会，合理安排自己的时间，什么时候学习，什么时候娱乐，都得安排好。

之后我为她开了一个专门治疗反复性口腔溃疡症的方剂——甘草泻心汤，构成药材：炙甘草 10 克，黄芩、干姜、半夏各 9 克，党参 10 克，大枣 3 枚，黄连 3 克，一同煎汁。

小姑娘为难起来，在学校去哪熬药啊？我想了想，反正诊所离学校也不远，我便跟她说如果诊所人不多，我每天早晚给她送到学校门卫大爷那儿，让她自己去取，小姑娘千恩万谢。

熬的时候要用清水浸泡药材半小时，之后加入 300 毫升水。熬半小时后，用小火熬 15 分钟即可。此外，使用这个方子的时候，每天三餐之后，都要用淡盐水漱口，将口腔中的细菌杀灭，这样内外兼攻，小姑娘的口腔溃疡很快就被治愈了。

生活中，我们经常会听到一些人说“我最近上火了，嘴里都长疱了”。中医认为，上火有更深层次的意思。人体本身有火，如果没火，生命也就即将停止了，这就是生命之火。但是火要保持在一定范围内，比如体温，应当保持在 37 度左右，如果火过亢，人就会难受，出现诸如红、肿、热、痛、烦等表现。比如胃火，会导致胃疼、大便干等症，肺火会导致咯血、咳嗽、黄痰等症，肝火会导致烦躁、失眠，女性会出现乳房胀痛等。

那么，口腔溃疡之类上火的“火”究竟从哪来的呢？这主要与现代人压力变大、经常熬夜、吃辛辣食物等有关，口腔溃疡是现代人频繁出现的病症，多发于青壮年身上，不分季节，尤其在夏天，昼长夜短，气温升高，人们喜欢晚睡、熬夜，而且现代人喜欢吃烧烤油腻食品，导致热性体质口腔溃疡更易发生。

我给她开的药方之所以可以在短短几天内起作用，主要是因为这几味药配伍相当严谨。甘草泻心汤源于《伤寒论》，方剂之中的甘草是甘平之品，入脾胃，为中宫补剂，具有健脾胃、固中气之虚的功效，重用甘草为的是清上焦之火，缓客气之逆，益中州之虚。再加入党参、大枣，补中益气之功大增。半夏、干姜辛通气化，和胃消痞，温中散寒；黄芩、黄连苦寒，具有清热泻火，解邪热之烦之功，将上述药物配合在一起，则具有中气健运，消散寒热之功，能够治疗胃气不痞，客气不逆，还可调和升降，通达阴阳。

但是口腔溃疡是易复发的病症，半年之后，侄女告诉我那位同学中途复发过一两次，但用过我为她开的方子吃过几剂后就治愈了。如果我们保持良好的生活习惯、作息习惯，尽量避免吃辛辣食物，适当为自己减压，口腔溃疡自然不会找上你。

慢性咽喉炎，就找半夏厚朴汤

看过《红楼梦》的人都知道，林黛玉身体娇弱，当然了，这和她多愁善感的性格是分不开。其实很多疾病，都与性格、情绪等关系密切。

记得有一次，一位高中老师来我这儿看病，她刚过三十，却已经患有慢性咽炎五六年了，吃了很多药，也没见好。聊了一会儿，我大概就清楚了这位老师的具体情况。

她是位才能颇高，在学校里比较有地位的老师，经常会被安排在高三年级授课，但是这位老师的脾气非常不好，经常因为学生的成绩而生气。而且她所教授的是语文课，有时候一篇文章就要读很长时间，学生们上课的时候不认真听讲，她就会大发雷霆，大吼几声。针对她的症状，我为他开了一剂半夏厚朴汤。

具体做法：取半夏 9 克，厚朴 6 克，茯苓 12 克，生姜 3 片，苏叶 2 克，将药用水浸泡半小时后，倒入 300 毫升左右的清水，之后开大火煎至沸腾，再转成小火继续煎煮 20 分钟左右就可。每次饮用此汤 150 毫升，切记，第一次喝剩下的药渣不能倒掉，晚上还可再煎煮一次。

她按照给的方剂喝了半个月左右，慢性咽炎导致的各种症状就都消失了，我跟她说，药物只能起到辅助治疗的作用，关键还是看她自己能不能改改那火爆的脾气，否则，整天大吼大叫，再加上她的职业本身就“费嗓子”，慢性咽炎很容易再次发作。

从那之后，那位老师的火气小了很多，不再乱发脾气，不再对自己的学生大吼大叫了。

如果慢性咽炎还伴随着痰多症状，可以增添瓜蒌 10 克，贝母 6 克；如果伴随着眼部滤泡增生，可以增添玄参、牡蛎各 12 克。

半夏厚朴汤是非常普通的方剂，并不会导致什么毒副作用，可以放心服用。此类患者在生活中要调节好自己的情志，平时多吃些降火食物，如莲子、苦瓜等。

第五章　内科秘方

内科疾病多而杂，对症防疗有奇效

四时感冒，就用清瘟汤

感冒是一切外感的总称，属于自愈性疾病，为六淫中之风寒为患，四季都有可能发生，冬季最为常见，多为内蕴微热、复感风寒导致的。

四时感冒的主要症状为恶寒发热，浑身无力，头痛鼻塞、流清涕，咳嗽，打喷嚏，口苦咽干，舌红苔白，脉数。

推荐小秘方就是清温汤，方剂中的主要药材有冬桑叶 15 克，生石膏 9 ~ 15 克，生芦根 15 克，生甘草 3 克，用水煎服即可。

如果患者并发寒热头痛，可以加入适量荆芥穗和苏叶；伴随着身体疼痛、关节疼痛的患者，可以在方剂之中加入适量紫苏和葛根；伴随着咽干、鼻涕带血的患者，可以在方剂之中加入适量生地黄、黄芩；咳嗽并且能够咳出痰液的患者可以在方剂之中加入适量陈皮和竹茹；伴随着咽喉疼痛的患者可以在方剂之中试着加入桔梗、牛蒡子、板蓝根。

此方剂具有疏散风热、倾泻肺火之功。方剂之中的桑叶具有发散之功，可以退体内风热之邪，并且，桑叶性甘寒，味辛苦，能够清肝明目，可以清上焦脉络之邪；石膏辛甘而寒，辛可以走外，而寒可以清热；芦根甘寒，具有倾泻肺胃之热之功，适用于热病口渴；甘草生用，具有补脾胃不足、泻心火之功，还能够调和诸药。

此方剂所添加的药味简单，而且也没有禁忌，可以随症加减药材种类，是行之有效的简单方剂。

对于普通感冒、流行性感冒，使用该方剂均可见效。治疗感冒的西药服用过后通常会出现头晕、困乏等现象，影响正常的工作和学习。而服用此方剂却不会出现上述反应。

不同类型感冒，不同类型秘方

感冒分成很多种，感冒所表现出的症状也是不同的。有的人感冒流鼻涕、有的人感冒打喷嚏、有的人咳嗽、有的人头痛，甚至有的人表现出多种感冒症状。不同症状、不同时期的感冒都有与之相对应的秘方，服用这些秘方能够避免服用刺激性西药，何乐而不为呢?

一、感冒初期

感冒初期的主要症状为流鼻涕、打喷嚏、咳嗽等。感冒太常见了，很多人并不将其放在心上，也没有将其当成疾病。其实我们应当及时将感冒的症状控制住，否则感冒很可能会加重，甚至诱发其他疾病。当然了，也不是说提倡大家感冒初期就大量药片塞入口中，下面几种方法都适用于感冒初期。

1. 生姜猪瘦肉汤

具体做法：取少许生姜，猪排骨间瘦肉 100 克切碎，然后一同放入锅中熬汤，趁热服食，每天服用 2 次，两天之后感冒症状就会消失。

此药膳具有消毒、发汗功能，和热汤温补功效结合在一起，能够促进血液循环，同时具有发汗、通鼻之功，趁热服食，同时注意休息得当，就能够滋养身体，提高自身免疫力，对于初期感冒的治疗效果非常好。

2. 热毛巾擦鼻

先将热毛巾放到热水里面，然后拧出来，将冒着热气的毛巾摁住流鼻涕的鼻孔，蒸几分钟之后，重新烫热毛巾，反复敷面几次感冒就能痊愈。

3. 薄荷葱白鸡汤

具体做法：取葱白 10 棵，切成段状，然后将鸡块放入锅中，倒入适量清水，水沸后，加入薄荷、葱白，熬煮至熟即可。

薄荷生长在湿地，应用广泛，性辛凉、无毒，具有发汗、退热、祛风、止痒之功。熟食能够去肾气、祛邪毒、解劳乏、清新口气，对于各种伤风、头脑风均有一定的疗效。

4. 生姜擦拭、按摩法

具体做法：将老姜剁碎后放入锅中，倒入适量清水熬成姜汤，然后将毛巾浸泡在姜汤里，趁热用毛巾擦拭全身。这种方法非常适合易患感冒的人群，而且能够增强这类人的体质，对健康非常有益。

姜汤能够促进人体血液循环，坚持用这种方法擦拭身体，能够改善人的体质。

二、感冒发烧——蛋酒

具体做法：取鸡蛋 1 个，酒 1 两，砂糖少许，一同放入锅中，倒入适量清水熬煮，趁热服下。临睡前服用，服用后立即睡下，第二天早晨就能退烧了。

蛋酒具有发散解表之功，对身体无害，配制简单，原料在厨房中就能找到。

三、感冒头痛——神仙粥

具体做法：取大米 50 克淘洗干净放入锅中，倒入适量清水熬煮成粥，然后加入 30 克左右切碎的葱白，15 克生姜片，倒入 50 毫升米醋即可。趁热服食，然后上床睡觉，等待身体发汗，连续吃三四次，感冒就会痊愈。

此粥能够治疗风寒引起的头痛、浑身酸懒、乏力、发热等症，尤其适合感冒初期所出现的头痛症状。

久咳不止，三子养亲汤效果佳

前一阵子，妹妹的婆婆突然咳嗽不止，服用各种抗生素、止咳糖浆都不管用，之后妹妹带着老人来到我这儿。我为老人做了简单的检查，之后为她开了一个方子——三子养亲汤。

具体做法：取苏子、白芥子、莱菔子各 10 克，研成细末之后同蜂蜜一同调服，每天早上服用 1 次。也可以将上述三味药一同放入纱布或布袋之中，然后放入锅中，倒入适量清水煎服，每天服用 1 次，每 10 天为一个疗程。此方剂让老人觉得安心多了，因为在医院检查的时候，医生诊断老人所患的是支气管哮喘分型——咳嗽变异型哮喘，让老人吸入激素治疗，这种做法无异于置身体健康于不顾，老人当然不同意。

我让妹妹和老人一同住在家中，细心调养，每天按照一定的剂量在特定时间服药，连续服用三四天之后，咳嗽症状就得到了缓解，坚持服用半月之后，咳嗽病症完全消失。

此方剂名为“三子养亲”，则可说明这个方剂只适合老年人。方剂之中的白芥子具有除痰之功；紫苏具有行气之功；莱菔子具有消食之功，三者均有行气豁痰之功，气行则火降，痰液也会跟着消失，就能够顺利达到治疗的目的。

现代研究证明，此方具有镇咳、平喘、抗炎之功，并且临床上多用此方治疗久咳不止、哮喘、慢性支气管炎等肺部疾病，疗效甚好。但是此方剂会抑制胸腺发育。胸腺为人体重要免疫器官，从一个人出生之后开始不断发育，直到青春期发育至高峰，之后慢慢退化，等到 60 岁时基本退化完全。所以，这款汤药对于老年人也就不存在什么副作用了。

但是对于青少年、中年人就要慎用此药了。必须服用时也应在三周之内停药，因为服药时间过长，副作用是比较大的。

此外，此方剂“性主疏泄，能耗气伤正”，也就是说，此方剂通常用在人体之中正气旺盛的时候，如果患者身体非常虚弱，则不宜服用此药。

常见咳嗽，传世秘方效果佳

咳嗽为人体清除呼吸道中分泌物或异物的一种保护性呼吸反射动作。有其利处，但也有其弊端，长期剧烈咳嗽会导致呼吸道出血，对人体的伤害比较大。下面就为大家介绍几种有效止咳的秘方。

一、煎服南天竹

具体做法：取适量南天竹的叶子，放入锅中，倒入适量清水煎汁即可。

南天竹叶性苦、平，具有清热除湿、通经活络之功，经常用来治疗感冒发热、肺热咳嗽、哮喘等症。但是南天竹叶有小毒，内服一天只能服3次，胃弱的患者不宜服用。

二、煎服柿饼蒂

具体做法：取30个左右的柿饼蒂清洗干净后放入锅中，加入适量清水，煮沸半小时后趁热服用，具有止咳之功。

柿饼蒂味苦涩，胃弱的人服用此汤剂之后会出现想要呕吐的感觉，尤其是汤汁较浓的时候，这类患者可以含漱此汤汁，既能够保证疗效，也可以防止恶心。

三、紫苏酒

具体做法：将采摘下来的紫苏清洗干净，沥干水分后装到玻璃瓶中，放入适量蜂蜜和40度以上的烧酒浸泡。

紫苏性味辛温、气辛香，归肺经、脾经，具有解表散寒、行气和胃之功，可以用来治疗风寒感冒、咳嗽气喘、妊娠呕吐、胎动不安等，也可以用来解鱼鳖之毒。

四、桔梗

具体做法：取桔梗5～10克，用开水浸泡，或者是放入锅中微煮均可。

中医认为，桔梗性平，味苦、辛，具有开肺气、祛痰、排脓之功，适用于外感风寒、咽喉肿痛、肺脓肿、咳吐脓血、痢疾腹痛等症。但是要注意，如果只是干咳而并无其他疾患，应慎用此方剂。

五、大白萝卜蜂蜜

具体做法：大白萝卜1个，蜂蜜30克，白胡椒5粒，麻黄2克。先将大白萝卜清洗干净，之后切成片状，放到碗中，倒入适量蜂蜜、白胡椒、麻黄，上锅蒸半小时后趁热服用。

萝卜味辛性寒，煮熟后味甘性微凉，营养丰富，但是要注意，脾胃虚寒、完谷不化、体质虚弱者慎用。萝卜破气，所以不宜同人参、熟地、何首乌等中药材一同服用。

六、花生枣蜜汤

具体做法：取花生米、大枣、蜂蜜各30克，然后一同放入锅中用水煎服，每天服用两次汤汁。

大枣具有益气养肾、安神壮阳、补肝降压、补血养颜、治虚劳损之功。大枣中富含环磷酸腺苷、儿茶酸，具有一定的防癌抗癌功效。因此，大枣可以用来补虚，而花生、蜂蜜同样具有补虚之功，此方剂适合虚症导致的咳嗽。

七、白果沙参

具体做法：取白果、沙参、百合、花生米各 25 克，然后取适量冰糖，用水煎汁后服用，每天服用 1 剂即可。

此方剂中的白果具有敛肺定喘、益脾气之功，是治疗虚咳的药物；沙参适合于热伤胃阴、阴虚津亏导致的口干、咽燥等症均有显著疗效；百合味甘、微苦，性微寒，归心经和肺经，具有润肺止咳、清心安神之功。

八、罗汉果

具体做法：猪蹄肉 500 克，罗汉果半个，西洋菜 700 克，南杏仁 60 克。先将猪蹄肉清洗干净，沥干水分，然后将罗汉果和西洋菜清洗干净，摘成节状；南杏仁放到开水中烫一下，然后去掉种皮，将罗汉果、南杏仁一同放入锅中，倒入适量清水，先开大火煮沸，然后倒入猪蹄肉、西洋菜，沸腾后开小火继续煲两三个小时，加入适量调味即可。

罗汉果性味甘凉，具有润燥之功，并且富含葡萄糖；西洋菜性味甘凉，具有清肺润燥之功，富含多种维生素，营养丰富；南杏仁也叫甜杏仁，性味甘平，具有润肺定喘止咳之功；猪蹄肉性味咸平，具有健脾滋润之功，同罗汉果、西洋菜一同熬汤，具有清肺润燥、止咳化痰之功。久咳患者可以将煲汤的时间延长，咳嗽时伴随咽痒者，可以在汤中加入两三片生姜同煲。

九、芫荽

具体做法：取芫荽 30 克，饴糖 30 克，大米 100 克，先将大米淘洗干净，之后放入芫荽、饴糖，搅拌均匀后蒸 10 分钟，每隔 1 小时服一次。

芫荽性温，味辛，具有发汗解表、宣肺透疹之功。

风寒咳嗽不用急，试试三拗汤

三拗汤主要治疗风寒束肺之症，出自《太平惠民和剂局方》，药方由甘草（不炙）、麻黄（不去根和节）、杏仁（不去皮和尖）三味药组成。

此方剂中的麻黄味辛、温，微苦，散中有降，能够发散风寒、宣肺平喘；杏仁味苦、性温，具有泄降、发散之功，能够下气、定喘、止咳。麻黄和杏仁一同使用，一宣一降，能够畅通人体气机；甘草甘缓，能够调和诸药，并且其化痰功效较强，因此该方剂具有发散风寒、宣肺止咳的功效。

临床上通常使用该方剂为主治疗感冒、慢性咽炎、支气管炎、支气管哮喘等。适用于咳嗽变异性哮喘患者，主要症状为咳吐白沫样痰，舌苔薄白，属于风寒型患者；或者是经过治疗之后，表征虽消，却咳嗽不断的患者；或者是表征未解，入里、久郁化热导致的咳嗽，但是治疗此类咳嗽的过程中要添加清肺泻热药物。

三拗汤为止咳平喘基础方剂，适用于各种咳喘，对于咳嗽、咳痰、呼吸功能衰退等均有显著疗效。

麻黄多用于外感风寒症，多数时候使用生麻黄，此方剂中所用麻黄都是生的。临床上所用的杏仁大都是炒后去皮和尖，实际上可以不去，因为杏仁皮中虽然含有有毒成分，可它同时也是有效成分。

甘草能够调和诸药，同时具有止咳化痰之功。麻黄和甘草都生用，杏仁不去皮尖，再加入适量生姜，其发散、止咳化痰之功会更加显著。

方剂中的三种中药各等分，都研磨成粉末状，每天服用 15 克即可，现今临床上多要求患者服用汤剂，剂量并不是等分的，通常麻黄和杏仁用量在 10 ~ 15 克，甘草用量在 5 ~ 10 克。

现代研究表明，三拗汤里面的麻黄能够松弛支气管平滑肌；苦杏仁可以镇静呼吸中枢，缓慢呼吸过程，进而达到镇咳平喘的目的；甘草具有类似肾上腺皮质激素的作用，具有抗炎、抗过敏、镇咳祛痰、解毒之功。该方剂用药简单，熬煮方便，容易取材，治疗效果明显，风寒咳嗽的患者可以服用此方剂，效果显著。

防治高血压，传世秘方显奇效

如今，随着人们生活水平的提高、生活日渐不规律，越来越多的人患上高血压，高血压也在逐渐趋于年轻化。高血压是三大慢性病之一，也是一种常见病，脑卒中、心肌梗死、心力衰竭、慢性肾病等均为其主要并发症。这是一种不能被治愈的疾病，需要长期服药才能控制血压的平稳。下面就为高血压患者介绍几种能够控制血压的传世秘方。

一、洋葱皮

具体做法：去洋葱外皮的茶色部分煎煮成汤汁饮用，每天持续喝几次，坚持一段时间，就能看到血压趋于平稳。

洋葱皮具有缓慢降压之功，降压效果平稳。

二、山楂粥

具体做法：取山楂 30 ~ 40 克，粳米 100 克，砂糖 10 克。将山楂清洗干净之后倒入砂锅中煎汁，去渣留汁，加入粳米、砂糖，开小火熬粥，选择在两餐之间服食，不宜空腹食用。每 7 ~ 10 天为一个疗程，症状较轻的患者通常服用一个疗程就能见效。

山楂具有消食、健脾胃、散瘀血之功，适合高血压、冠心病、心绞痛、高脂血症患者食用；对于食积停滞、腹痛、腹泻、小儿乳食不消等症均有非常好的疗效。

三、干玉米须苦丁茶

具体做法：取苦丁 2 支、干玉米须 7 ~ 8 克，用开水冲泡之后每天早晚代替茶来饮用。

苦丁清香味苦，性甘凉，具有清热消暑、明目益智、生津止渴、利尿强心、润喉止咳、降压减肥、防癌抗癌、抗衰老、活血脉之功；玉米须性味甘淡而平，入肝经、肾经、膀胱经，具有利尿消肿、平肝利胆之功，能够治疗慢性肾炎、水肿急性胆囊炎、胆结石、高血压等症。

四、槐花茶

槐花具有收缩血管、止血之功，将槐花采摘下来之后晾干，放到开水中浸泡，代替茶来饮用，每天饮用数次，对于高血压有一定的治疗效果。

但是要注意，槐花性味偏寒，脾虚便溏者慎用。

五、首乌茶

具体做法：取首乌 20 ~ 30 克，倒入适量清水煎煮半小时左右，等到水温降下来之后即可饮用，每天服用 1 剂即可。

首乌具有降血脂、减少血栓形成之功。血脂高的患者可以经常饮用首乌茶，对于高血压的治疗效果显著。但是要注意，痰饮较盛、舌苔厚腻的患者不宜服用。

六、决明子茶

具体做法：取 15 ~ 20 克决明子泡水，之后每天将其代替茶来饮用。

中医认为，决明子具有降血压、降血脂、清肝明目之功，经常饮用此茶能够治疗高血压、头晕目眩、视物模糊等。适合头痛、目赤、便秘等患者饮用。但是要注意，脾虚便溏的患者不宜服用此方剂。

七、菊花茶

具体做法：取大白菊或小白菊 3 克左右，然后用开水泡茶饮用，每天饮用 3 次。

菊花茶具有平肝明目、清热解毒之功，对于高血压、动脉硬化等均有显著疗效。

八、葛根茶

具体做法：将葛根清洗干净后切成薄片，取 30 克，放入锅中，倒入适量清水煮沸，代替茶来饮用。

葛根能够改善脑部血液循环，进而缓解高血压导致的头痛、晕眩、耳鸣、腰酸腿痛等症，坚持饮用，能够缓解高血压症。

九、醋浸花生米

具体做法：将花生米放在醋中浸泡一个星期左右，之后每天早上起床吃上 10 粒，血压就会慢慢降下来，血压降低之后，每隔两三天服用一次即可。

醋浸花生米具有清热、活血之功，能够保护血管壁，防止血栓形成。但是生花生米中通常含有黄曲霉毒素，食用后容易导致疾病，将其放到醋中浸泡，能够充分杀灭花生上面产生黄曲霉毒素的细菌，在一定程度上降低黄曲霉毒素含量。

十、桃仁粥

具体做法：取桃仁 15 克，粳米 100 克，先将桃仁捣烂，之后用水研汁，去渣，和粳米一同放入锅中，倒入适量清水熬煮成粥。每天食用 1 次，每 5 天为一疗程。

桃仁具有活血化瘀、润肠通便之功，但是用量不宜过大，此外，还要提醒大家注意一点，孕妇及大便溏稀者不宜服用此方剂。

饭后揉肚子，轻松搞定心绞痛

我曾经遇到这样一位患者，她已经是一位86岁高龄的老奶奶。在她60多岁的时候就诊断为冠心病，最后越来越严重不得不做心脏搭桥手术。手术后的一年，她又因为胸闷胸痛而住院。住院用药后，老奶奶的病情依然不见好转，胸闷、胸痛发作的病症并没有减轻。心脏科医生建议做第二次心脏搭桥手术，老人家当时就摇头了，她觉得自己这把年纪禁不住这般折腾。后来，经过别人的介绍找到我，让我帮助治疗。

我了解了她的病情之后，知道老人发病是有一定规律的，每次发病都是在吃完饭以后。老人的胃口本来就不好，吃的食物也不多，但每次吃完食物就觉得胸痛、胸闷。如果不及时吃治疗的药物，疼痛的感觉会持续一个多小时。

了解这些之后我明白了，这位老人的病如此的严重，与其胃口的关系非常大。从中医来说，老人属于脾胃虚弱。脾胃乃后天之本，气血生化之源，若是脾胃虚弱，就会“气血生化无源”，进而导致气血虚弱。心脏没有气血的供养，则出现了“不荣则痛”。另一方面，从中医理论而讲，脾胃还主管人体水谷的运化，脾胃虚弱则水聚为痰，痰阻则气滞，气滞则血瘀，最终将心脏的脉络阻滞，导致“不通则痛”。总之，脾胃与心脏的关系非常大，中医上讲“有胃气则生，无胃气则死”，更说明了脾胃对于人体的重要性。

从现代医学的角度对老人的病情进行解释，形象点说，是因为老人的消化功能本来就很弱，吃饭少，血液之中能够吸收的营养自然也很少，心肌细胞无法得到充足的营养，处于“饥饿”的状态。一吃饭，人体内的大量血液就会聚集到肠道之中（我们吃完饭后，总会感觉脑子是迟钝的，主要是因为大量的血液在胃肠道堆积，令脑部供血减少），结果心脏获得的营养自然少很多。于是，心脏就会向大脑发出信号，发闷、发痛。因为老人家的消化吸收功能弱，因此血液需要很长时间聚集在胃肠道附近，以求运走更多的营养物质，所以老奶奶吃晚饭之后，要一个多小时以后，等血液不再聚集在胃肠道上，胸痛、胸闷的症状才会得到缓解。

明白了病因，我告诉老人一个行之有效的方法——揉肚子。操作的时候先将双手放在肚脐上，以肚脐为中心，按照顺时针方向转圈，一圈圈揉搓，将整个肚子揉搓一圈。每天三餐之间反复做40次，抚摸完之后再吃饭，饭后按揉不少于10次。

揉肚子就是对“脾胃”进行“滋补”。肚子上的穴位很多都是主管胃肠道的。揉肚子可对这些穴位进行刺激，从而调胃理脾，帮助胃肠蠕动，增强消化吸收功能。这个效果已经得到了证实。

一周后，我再一次到医院看望老人，进入病房的时候看见她的位置空着，觉得奇怪，抬头发现老人从走廊拄着个拐棍慢腾腾地走过来。老人的气色有了明显的变化，她开心地告诉我，她按照我的方法一直坚持做，胃口现在好多了，吃饭的时候也不感觉胸口闷、胸口痛了。她坚持继续做，症状得到了很好的改善。今天复查的时候医生对她说，照这样下去，第二次心脏搭桥手术可以不做，用不了一周就能出院了。

过了一周，老人果然如期出院了。出院一个月以后家人带她到我这里复诊，说还在坚持我教的方法，而且情况非常稳定，食欲也增强了不少，家里人都说她气色好多了。

心脑血管疾病，日食生姜可改善

心脑血管疾病如今已成为大众疾病，很多人甚至从三十岁就开始患上这类疾病。邻居家的大爷常年高血压，我叮嘱他要长期服用阿司匹林以缓解高血压，但是这位大爷却并不听嘱咐，认为吃药多了对身体有伤害，因此无论血压升到什么程度他都不在意。

可就在去年冬天的一个晚上，他却因为脑血栓住了医院，差点半身瘫痪，经过半个月的治疗，大爷终于脱离了瘫痪的危险，出院的时候，医生千叮咛万嘱咐，一定要他每天坚持服用阿司匹林，这回大爷可是犯了难。

我们都知道，脑血栓出现第一次之后，以后还可能会有复发的危险，并且发作之后，一次比一次难治，所以一定要安全服药，保护好自己的心脑血管。阿司匹林是全球医学公认的脑血栓患者应当服用的药物，能够显著降低中风、冠心病的发病概率。

有些心脑血管疾病的患者甚至服药至终老，大爷一听此话，不悦更甚。在他看来，“是药三分毒”，而事实却也如此，长期服药对身体产生的副作用是比较大的。虽然现在的阿司匹林在工艺上已经做了重大改善，在药片外面包裹了一层膜，使得药片在进入胃中的时候都不会被破坏，直到进入肠道中的时候才能融化，阿司匹林才能生效，即使久服，也不会导致胃溃疡。

在我们人体的血液中，含有一种叫“血小板”的东西，在伤口出血的时候，血小板会凝集在伤口处，堵住伤口，而且在出血的时候血液会自动凝集在伤口处，堵住伤口，以防流血不止。

血栓的形成和血小板的凝集也有着密切的关系，阿司匹林之所以能够治疗中风，主要是由于阿司匹林能够抑制人体中血栓素 2（TXA2）的合成，而这种物质恰好能够激活血小板功能。阿司匹林阻止了血栓素 2 的合成，就相当于降低了血小板功能，血小板就不会轻易聚集，形成血栓。如此，中风和冠心病的发生概率就会大大降低。

虽然我为邻居大爷解释了阿司匹林的防血栓原理，但是他仍然不能接受永久性服药的事实。我只好另寻他法。

之后我突然想到，生姜也能够预防脑血栓的发生。因为生姜之中富含生姜酚、姜烯酮、姜油酮、去氢姜二酮等成分，它们同样能够抑制血栓素 2 合成，进而降低血小板功能、血栓形成概率。

生姜里面的“姜酚”能够抑制血小板抱团聚集，其功能与阿司匹林不相上下，所以能够代替阿司匹林预防脑中风等疾病。

大爷一听到我的这些介绍可是笑开了颜，立即服用生姜，一吃就是五年多，而这五年之中，脑血栓再也没有发作过，身体还算硬朗。

但是要注意，这种方法并非每位心脑血管疾病的患者都适用，并且要坚持不懈才能见效。症状严重或者是服用生姜的过程中血压并不能降低或平稳的，应当及时服药，切勿耽误病情。

生姜泻心汤，治疗胃中不和有奇效

姜为生活中必不可少的调料，也是应用广泛的药物。平时有个感冒发烧，可以熬些姜汤来喝。从中医的角度上讲，生姜为助阳之品，自古以来，中医上就有“男子不可百日无姜”之说。传说，白娘子盗仙草救许仙，那仙草即为生姜芽。生姜别名“还魂草”，姜汤即为“还魂汤”。

在中药之中，姜的使用率也很高。张仲景所著的《伤寒论》中共拟113方，而用生姜之方就有37个，干姜之方有23个，由此也能看出姜的重要性。

姜有生姜、干姜之分。干姜属性热，辛烈性较强，能够温脾胃之阳，温肺化痰，临床上常用干姜治疗中焦虚寒、阳衰欲脱、寒饮犯肺、喘咳等症。生姜味辛性温，具有发散风寒、化痰止咳、温中止呕、解毒之功，临床上常用其治疗外感风寒、胃寒呕逆等病，被称作“呕家圣药”。

在哥哥的补课班中有很多学生身体虚弱，容易感冒，每当这时，哥哥都会为他们熬上一碗姜汤红糖水来发汗，到了第二天又是一副生龙活虎的模样。

在此为大家推荐的就是生姜泻心汤，源于张仲景的《伤寒论》，其主要构成药材为：甘草、人参、干姜、半夏、黄芩、黄连、生姜、大枣。该方剂为和剂，可以调和脾胃之气，以解寒热之纷，同时增补中气。人体脾胃各有各的功能，脾主升清，胃主降浊，若升降无序，身体就会出问题，此时用芩连的苦寒降之。脾气不升则寒泻利生，因此要用带辛热的干姜温补；而半夏消痞能够开豁痰气。脾胃气弱，则不可上下斡旋，要用参、草、枣补之。该方剂苦降、辛开、甘补，散饮消痞，能够治疗中焦不和等病。多用在胃下垂、胃扩张、慢性胃炎等胃阳虚弱、水饮内停症。

我有一个朋友担任一家大公司的总经理，工作压力非常大，几乎每天都加班到很晚。前段时间，单位体检，查出他患有轻度胃炎，他当时也没当回事，心想干这行，不可能身体一点毛病没有。但是没过多久，他就觉得身体不舒服，经常不想吃饭，三天两头腹泻，开始怀疑自己是不是哪儿出了问题。

可同事笑话他一个大男人整天疑神疑鬼的，没有体检之前不是照样生活、工作嘛，也没觉得有什么不舒服，这体检发现有点问题，就觉得这儿不舒服那儿不舒服了。同事这一“调解”，他也就真的把心放宽了很多，仍旧照常上班。一周之后，他感到自己的精神状态越来越差了，爬楼梯的力气都没有了，大便溏稀，甚至有种虚脱的感觉。到药店买药，药店里的人依据他的描述，认为他患的是肠胃炎，给他开了诺氟沙星和小檗碱口服液，没过多久，症状就得到了好转。

之后公司派他出差，他便随身带了些药跟着同事出差了，但是到了外地，不知是水土不服还是饮食不规律，他几乎天天都在吃药，返程的过程中一直不太舒服，腹痛、腹泻一同找上他，火车上药品有限，他赶忙给我打电话，将前后的经过叙述了一遍，我心中大致有个数了，叮嘱他千万要弄到姜，然后用开水泡姜喝，能够稍稍缓解症状，熬过了这段行程就好了。

起初他并不相信我为他开的方剂，但是没办法，难受得坐立不安，只得让列车员帮忙找了一些姜来。

几个小时之后，火车终于停了下来，朋友赶忙打车来到我的诊所，有气无力地躺在沙发上，他说自己从上火车就开始腹痛，上厕所的次数不下10次，大便水样，头晕目眩，浑身无力，喝过生姜泡水后，感觉好了很多，否则根本坚持不到下火车。他告诉我，一路上都觉得胸口堵得慌，我让他张嘴，看到他的舌苔滑腻，于是给他煎服一剂生姜泻心汤。喝完之后我让他躺在沙发上休息一会儿。

到了第二天，他的精神头就非常好了，夜间只上过一趟厕所。之后，我又为他开了两剂，让他带回家自己煎服。两天之后，症状全部消失。

《伤寒论》第157条："胃中不和，心下痞硬，干噫食臭，胁下有水气，腹中雷鸣，下利者，生姜泻心汤主也。"讲述的就是其治疗胃中不和的原理。

因此，如果有人腹泻，腹中雷鸣，伴有干噫食臭，就能够用此方解决难题。如果腹泻症状不明显，便溏，每天两三次，并且喜欢打嗝，也为脾胃不和的表现，也应当喝些生姜泻心汤。

但是，很多疾病的治疗都倚靠"对症下药"四字进行，生姜泻心汤的关键点为调和胃中不和，因此只有在解决此方面问题时才更加得心应手。

枳术汤，对付胃病效果好

中医认为，“肾为先天之本”，而“脾胃为后天之本”。古人非常重视脾的地位，脾在五行之中属土，有“载物”“生发万物”的性质，脾胃掌管饮食消化、吸收，以及传输营养、水分等，以供人体生命活动的各个组织器官所需，所以用“后天之本”来形容恰到好处。

脾和胃都是消化食物的主要脏腑，二者相互关联，构成表里。胃主受纳，脾主运化，一同完成消化吸收、运输营养物质的任务。胃主降，水谷才得下行，利于消化；脾主升，水谷精微才可输布全身。

人为了维持生命活动，需要每天摄入一定量的水，但是由于各种原因，尤其是负责运化水液的功能出了些问题，容易产生不正常的水，我们也可以称其为病水、坏水，这些水即为我们所说的水饮。水饮发生位置会有不同，表现出来的症状也不同。水饮在表，我们可能会觉得身体沉重，水肿；水饮在里，则表现为爱拉肚子；胃中有水饮，则可能表现为心悸，胃中咣当咣当的；水饮上走，可能会导致头晕，气短等；里面水多，可能表现为头晕、高血压；水饮停在四肢关节，可能表现为关节疼痛难愈；水饮与热结合，可能表现为湿热、痰热；水饮和寒结合，即我们平时所说的寒饮、寒湿。

俗话说得好：“十人九胃病。”此话为医学大家李东垣说的，他曾写过一本传世医学名著《脾胃论》，就是在强调多数人都有脾胃问题。根据我多年的临床经验，脾胃问题多为虚寒所致，虚寒的脾胃通常会兼夹水饮，因为脾胃主运化水液，功能不好容易出现病水、坏水。此时要用到枳术汤来帮忙。

枳术汤只有枳实和白术两味药，源于张仲景的《金匮要略》，取枳实15克，白术10克，加入150毫升水进行煎汁，汁熬到剩下一半时即可。再用同样的方法熬一遍，将两次熬得的汁混在一起，每天早晚各饮一次，每次饮50～60毫升即可。

枳术汤虽然只有两味药，却是治疗水饮结于心下的良方。方剂之中的枳实大于白术一倍，行气散结除饮，白术量小于枳实一倍，健脾利水，用于因实而致的脾虚。两药一消一补，攻补兼施，互相为用，而消大于补为其特点。传统气机为一升一降，符合脾升胃降生理特性。历代医家皆选此方治疗胃脘痛、痞满，疗效甚好。临床实践证明，发现此方可用在水饮、食积结于心下影响脾失健运的胃脘痛、痞满证，对于多数慢性胃炎、胃十二指肠溃疡、胃肠功能紊乱、胃下垂、便秘等症均有很好的效果。

记得有一次，我和朋友一起去旅游，可能是水土不服，晚饭过后，朋友开始肚子发胀、胃里泛酸、口中时不时地翻上一股气儿来。仔细一想，此症刚好符合了枳术汤特点。于是，我将随身带过来的中药按方为朋友熬了一碗，一剂下肚，症状消失一大半。

然而，枳术汤并非仅仅针对简单的水土不服出现的状况，它可以说是个万能方。张仲景以枳术汤为主方，配伍其他药方，得众多方药。枳术汤主要用来治水饮停于心下导致的“心下坚，大如盘，边如旋盘”。如果伴随着腹胀痞满，则配伍厚朴、大黄；如果伴随着胸闷痛，则配伍薤白栝楼实；如果伴随着腹痛，则配伍白芍。而且，以枳术汤为主衍生出了非常多的加减方。

枳术汤除了能够治胃病，日本医家汤本求真认为此方还可治疗肝腹水。因为肝硬化导致脾肿大时，心下也能够出现心下痞坚如盘。总之，无论是胃的病变还是肝病变，都离不开“水饮所作”。与现代医学结合起来看，枳实行气，也就是促进胃肠蠕动，增强胃排空，减缓胃潴留，为中药胃肠动力剂。白术可以将潴留在组织间液、腹腔、胃肠腔等体腔中的多余水分“拉入”血管中，之后通过肾脏排出体外。

过年过节的时候，满桌子好吃好喝，肠胃不适也就成了常有的事儿，尤其对于老人、小孩等肠胃功能较弱的人来说，容易患腹胀、恶心、纳呆、大便秘结、嗳气酸腐、肚腹胀热等症，通常情况下，推荐大家熬些消食化积粥来喝，比如取大米100克，茶叶6克，将大米淘净后放到锅内，倒入适量清水，再将茶叶放到沸水冲泡6分钟，取出茶叶汁倒在锅内，和大米共煮成粥即可。对于饮食不节导致的食积，还可服食山楂片或用午时茶煎汤温服等，操作方便，还可健脾消食、理气和胃。

附子理中汤，防治肠胃功能紊乱

附子为众多中药中经常用到的一味药，主治回阳救逆，补火助阳，散寒止痛，有“为回阳救逆第一品药”之说。附子一物，上下，攻补，寒热，行止，内外均可，随其配伍的不同而变化无穷，使用得当，则疗效卓著，在群药之中有着不可替代的作用，它被奉为“百药之长”是有据可依的。

但是，附子有毒，用不好会有生命危险。附子的用量向来存在很大争议。通常附子用量都不超过15克。临床医生会根据患者病情，加大用量至30克左右。内寒严重，可增至50克左右。所谓的“火神派”，会用到100克以上。具体用量为多少，视具体情况而定。

附子一定要先煎，9克左右先煎半小时，15克左右先煎1小时，30克以上先煎2小时，之后二煎，开小火煮40分钟即可。煎附子的时候可以入一块生姜，30克左右，拍碎即可，再配合蜂蜜50克效果更佳，能够减轻附子的毒性。

说完附子，再来给大家推荐一个名方——附子理中汤。附子理中汤出自明朝方贤著的《奇效良方》。构成药材：人参、白术、干姜（炮）、附子各10克，炙甘草5克。适应证：中寒中湿，呕逆虚弱。

经常会有一些慢性腹泻的患者来我这看病，虽然不是什么大病，但是再好的身体，也会难以忍受慢性的消耗、疼痛的腹部，以及外出常频繁跑厕所的尴尬。

从西医的角度说，导致腹泻的因素有：情志、微生物感染等；而中医认为此病属于“泄泻”“痢疾”“肠风”“脏毒”范畴，溃疡性结肠炎病变在脾胃和大小肠，脾虚、湿浊为该病的主要诱因。找出病因后，治疗的过程中要做到标本兼顾，温中健脾，涩肠止利，化浊，我选择的基本方为“附子理中汤”，可以根据患者的病情加减。

一天，一个三十岁上下的女性带着自己的母亲来看病。她的母亲来看望她，为了让食物更可口些，女孩烹调用油太多了，吃了一顿饭后，母亲就开始消化不良，要去厕所。从吃过饭到来到我的诊所之前短短的几个小时，就去卫生间达到五次。女儿担心母亲这样下去会脱水，便带她到我这里来。

我看到她的第一眼，就发现她面色很白，神疲倦怠，好像连走路都要扶一把了，再看看舌苔，舌淡，苔薄白，把把脉，则脉沉细弱。我问她是不是喜欢喝温热的食物，特别怕冷。她说，你怎么知道，在家就知道吉林很冷，可没想到这么冷，把能穿的厚的衣服都穿上了，还觉得冷。

另外，她还说，在家里解大便的次数也比较多，一天有三四次，大多是清晨四五点钟的样子，一听到肚子咕噜咕噜叫了，就要立刻起床去厕所，解完大便后症状就消失了。还有一种现象比较奇怪的是，每次吃完饭后，必然会要去厕所解大便，可人必须要吃饭，只好是这边吃完，那边拉，这种症状一拖就是二十多年，如果碰上次数特别多，就吃点止泻药，次数就会减少。时好时坏，除了人瘦点之外，也没有其他毛病，她也没有在意。

根据她的表述，我判断这属于脾肾阳虚，命门火衰，火不暖土。我让她停服其他止泻的西药，给她开了 6 剂附子理中汤，用水煎服。

一个星期后，她的女儿再次来到我的诊室，高兴地说，母亲腹泻的次数明显减少了，而且以前每次腹泻前肚子都会咕噜咕噜响，现在也好了不少，只是，母亲明天就要回老家了，需不需要带点药回去？我为给她开了 3 剂附子理中汤，加炒淮山 15 克，黄芪 20 克。

一个月之后，老人的女儿专诚上门感谢我，说我将伴随她母亲二十年的腹泻顽疾治好了，现在胃口也好了很多，人也精神不少。

每年八九月为婴幼儿秋季腹泻高发期，此时去医院，儿科输液室里肯定是一片哭声，家长们八成是来陪孩子打点滴治疗腹泻的。但是幼儿秋季腹泻大多是轮状病毒感染，使用抗生素类西药治疗几乎无效，若此时改用中药治疗，效果甚好。

推荐中药方剂：红参、附片各 5 ~ 10 克，肉桂 3 ~ 5 克，茯苓 10 ~ 15 克，甘草 3 克，随年龄大小增减，每天一剂，用水煎汁，少量频服，疗效显著。脱水者可以根据脱水程度口服补液盐。也可以用少量盐、葡萄糖、温水调成补液盐，同样能够起到作用。

此方表面复杂，实际上是桂附理中汤与四神丸的组方。若孩子伴有伤食史和呕吐，加用益黄散（青皮、陈皮、丁香、诃子、炙甘草）；腹胀可加用小茴香，防风；大便白淡，四肢不温，加用附片、炮姜；发热伴舌苔白黄厚腻，加用荷叶，姜汁炒黄连。

现在的生活条件好了，很多人都喜欢吃冰镇西瓜、冰镇饮料，殊不知贪食过多的冰镇食物会对肠胃造成伤害，引发腹痛、腹泻。此时因为我们的胃对冷的刺激非常敏感，胃平滑肌和黏膜血管突然遇到过冷食物刺激，很容易收缩痉挛，引发胃痛或加重胃病。

所以夏天时，无论是老人，小孩还是孕妇，都不应吃冰镇食物，要吃常温食物。成年人如果贪食过多冰镇食物，则会因为寒凝气滞、脾胃虚寒导致腹痛、腹泻，此时可以为自己制作一些温中散寒的食疗方子，如服用生姜汤，多喝山药、大枣、莲子等熬成的粥。症状严重的要及时就医，以免耽误病情。

便秘不要愁，几味秘方随你选

便秘为常见的复杂症状，却并非疾病，指的是排便次数、便量减少，粪便干结，排便不畅等。同时出现上述症状两种以上，即可诊断为便秘。

通常情况下，每 2 ~ 3 天排一次便即为便秘，导致便秘的原因很多，主要分为器质性病因和功能性病因两大类。

虽然便秘并非一种疾病，但是便秘容易诱发结肠癌、肝性脑病、乳腺疾病、老年性痴呆等，还会增加心肌梗死、脑血管意外的发生，与肛肠疾病有着密切的关系，所以，一定要及时预防，合理治疗便秘，才能减轻便秘可能会导致的严重后果，同时改善一个人的生活质量。

到医院就诊，医生通常会给病人开些增强胃肠动力的药物帮助排便，但是此类药物对于胃肠的伤害是比较大的，久而久之，病人就会对此类药物产生依赖，甚至离开它们就不能排便。下面为大家介绍几个治疗便秘的秘方，既不会对身体产生副作用，同时能够很好地缓解便秘症状。

一、芋头大米粥

火气大，又喜欢吃油腻食物、辛辣食物的人通常容易便秘。甚至会由于大便干燥而便血。这类患者可以熬些芋头大米粥来缓解症状。

具体做法：芋头 250 克，大米 50 克，盐适量，先将芋头去皮，然后切成块状，同大米一起熬煮成粥，加入适量油、盐进行调味即可。

芋头为一年生草本植物，口感软细，绵甜香糯，营养丰富，易于消化。其性平，味甘、辛，有小毒，能够益脾胃、调中气、化痰散结。还能够治疗少食乏力、久痢便血、痈毒等症。此粥具有散结、润肠、通便之功，能够治疗便秘。

二、紫菜汤

每天空腹喝上一碗紫菜汤对便秘的疗效也是非常显著的，喝的时候可以倒入少许食醋，效果更佳。喝紫菜汤能够促进胃肠蠕动，帮助人体排出宿便。

紫菜味甘、咸，性凉，具有化痰软坚、清热利水、补肾养心之功，对于甲状腺肿大、水肿、慢性支气管炎、便秘等均有一定的治疗效果，但是要注意，脾胃虚寒者不能服用。

三、厚朴、藿香、苏子、大黄煎汤

导致便秘的原因很多，通常情况下，多吃些蔬菜、水果、粗粮等就能够缓解便秘。但是腹胀型便秘主要是胃肠里的食物没有被完全消化，或者胃肠蠕动速度下降导致的食滞，使得胃肠中积存过多气体、液体而膨胀，使得气不下降，也就出现了便秘。

具体做法：取厚朴 15 克、藿香 12 克、苏子 12 克、大黄 5 克，一同放入锅中用水煎服，每天服用 1 剂，分 3 次服用。

四、黄豆面牛奶

具体做法：在黄豆面中倒入少许牛奶、砂糖，搅拌均匀即可，分早晚两次持续饮用，对于便秘有非常好的治疗效果。

此方剂意在促使肠胃放松，促进胃肠动力，进而加速排便。

五、蜂蜜

在中国的很多古代医学典籍之中都有关于蜂蜜治便秘的记载。

具体做法：取蜂蜜 2 ～ 3 匙，芝麻焙熟后研成细末，取 2 ～ 3 匙，然后兑入适量温开水，调和成糊状，每天早晚各服 1 次。

蜂蜜能够治疗多种疾病，其润燥清肠之功非常好。

下痢，石榴、木瓜可止痢

下痢其实就是指腹泻，排出的粪便较稀。记得有一年夏天，朋友约我出去吃露天烧烤，外面车水马龙，路上人声熙攘，非常热闹。烤肉的香气溢到我们的鼻子里面，口水都快要流出来了。我们点了各种烤肉、炒田螺、烤龙虾等。

酒足饭饱之后，我就和朋友去了他家，晚上我还没睡着，朋友就开始跑厕所，一连跑了三四次，到后来居然在卫生间里不出来了，我意识到，可能是我们晚上吃的烧烤有问题。由于我对肉类食品的兴趣不大，所以并无大碍，也没觉得有什么不适，可我这个朋友是出了名的吃肉大王。

我催促他从卫生间里出来，发现他整个人都好像虚脱了一样，走也走不动，去医院是不可能了。凌晨两三点钟，我们又是住在郊外，打车都是问题啊，再看他这副模样，估计也没有几个司机敢拉我们。我突然想到一个“土方子”，先用在他身上试试，不行的话就只能报警了。

于是我在冰箱里找出两个熟透的石榴，去掉果皮，放到榨汁机中，倒入适量清水榨汁，榨好之后，喂他喝了下去，等到凌晨五点钟的时候，他终于不再跑厕所了，安静地躺在床上睡着了，吃过早饭后，我又为他榨了一杯石榴汁，他喝下之后，腹泻症状就彻底消失了。

其实，还有一种方法可以止泻，那就是木瓜，应急的时候，直接取出木瓜吃上一块，也是很灵验的。

下痢多是由于饮食不当所致，属于食伤胃，而并非细菌感染导致的便稀、泄泻症。石榴里面富含各种营养成分，石榴皮具有收敛之功，能够降低肠黏膜分泌物的分泌量，因此能够有效治疗腹泻、痢疾等症，对于痢疾杆菌、大肠杆菌也有一定的抑制作用。

木瓜之中含有木瓜蛋白酶，能够将脂肪分解成脂肪酸，具有健脾、消食之功。但是要注意，用木瓜止泻只需服用一小块即可，过量效果反而不明显，老年人不能用木瓜来止泻。

老年尿频，小秘方还你轻松自在

人上了年纪，就容易尿频，每天上厕所的次数数不清，导致尿频的原因很多，如神经精神因素、病后体虚、寄生虫病等。尿频严重影响着老年人的生活质量，可能刚刚躺下，就又出现了尿意，整个晚上起夜不断，其他季节还好，到了冬季苦不堪言。下面就来为老年人介绍几种治疗尿频的秘方。

一、红枣干姜

具体做法：取红枣 30 粒，干姜 3 片，倒入适量清水，然后先开小火将红枣煮烂，之后倒入少许红糖，每天晚上临睡之前服用。

睡觉的时候，采取卧姿，双腿伸直，闭目呼吸 5 分钟，之后慢慢地将双手摩擦生热，用右手的食指和中指按住关元穴（关元穴位于肚脐下三四寸的地方），用左右手按住中极穴（位于提前正中线，脐下 4 寸处），顺时针、逆时针各按摩 100 次。

红枣味甘，性温，归脾经、胃经，具有益气养肾、补血养血、安神壮阳、补肝降压、治虚劳损之功。

二、老头草

具体做法：将老头草清洗干净后放入锅中，倒入适量清水煮沸，然后打入一个红皮鸡蛋，等到鸡蛋煮熟之后捞出老头草，先吃鸡蛋后喝汤，每天 3 次，连续服用 1 周左右就能够痊愈。

老头草性寒、味微苦，具有清热凉血、益肾利水之功，能够治疗急性、慢性肾炎和尿血症，在突发急性肾炎的时候，可以将鸡蛋的数量增至 3 个。

三、韭菜

具体做法：取鲜韭菜 60 克，清洗干净后切成段状；大米 100 克，淘洗干净后放入锅中熬煮成粥，之后加入韭菜、熟油、精盐，韭菜煮熟之后即可食用。每天服 2 次，连续服用 6 天即可。

韭菜根味辛，可以入肝经，具有温中行气、散瘀之功，韭菜叶味辛咸、性温，能够入胃经、肝经、肾经，具有温中行气、散瘀、补肝肾、暖腰膝、壮阳固精之功。

痔疮，秘方帮你解尴尬

痔疮就是指人体直肠末端黏膜、肛管皮肤下静脉丛发生扩张、屈曲形成的柔软静脉团，也叫痔核、痔病、痔疾等。包括内痔、外痔、混合痔，为肛门直肠底部和肛门黏膜静脉丛发生曲张形成的一个或多个柔软静脉团的慢性疾病。

导致痔疮的原因很多，病因尚未完全明确，主要症状为大便出血、大便疼痛、直肠坠痛、肿物脱出、流分泌物、肛门瘙痒等，严重影响人们的正常生活。如果不及时治疗，很可能会导致痔核脱出，形成嵌顿，加重病情，一旦细菌、病毒、脓栓等侵入血液，就会导致脓毒败血症等，甚至会造成贫血、坏死、感染等。下面就来介绍几种治疗痔疮的秘方，只要对症，治疗效果是非常显著的。

一、苦楝子

具体做法：将苦楝子黄色果实清洗干净，然后晒干备用，之后将晒干的苦楝子放到砂锅之中翻炒至焦黑，充分研磨，倒入干净的容器之中，撒上适量芝麻油，搅拌均匀即可。发生裂痔的时候，涂抹在患处即可。

苦楝子果实苦、寒，有小毒，归肝经、小肠经、膀胱经，具有疏肝行气、止痛、驱虫之功。

适应证：胸肋、腹脘胀痛、疝痛、虫积腹痛等。此外，现代研究证明，苦楝子中富含脂肪、蛋白质、糖类、矿物质、黏性成分等，因此，用芝麻与其混合制成药膏对于裂痔有非常好的治疗效果。

二、无花果

具体做法：选择新鲜的无花果叶，清洗干净后放到瓷罐中煮半小时左右，然后趁着温热熏洗患处，每天洗 3 次。

痔疮的种类很多，便秘、大便坚硬等因素常会导致裂痔，患者在用无花果叶清洗患处的时候可以将带有无花果汁液的手指插到肛门处，这样就能够促进排便，还可治疗痔疮。

三、大黄鸡蛋

具体做法：大黄 50 克，鸡蛋 2 个，先将大黄放到干净的容器之中，然后倒入适量清水熬煮，之后放入鸡蛋一同熬煮 20 分钟左右。每天早晚各吃一个鸡蛋，晚上用煮鸡蛋的水来清洗患处，坚持几天痔疮就能够痊愈。

大黄和鸡蛋一同熬煮，服食鸡蛋，直下中焦之热；大黄能够将中焦内热泻出，辅助大黄汁清洗肝门，内服外敷，效果更佳。此方适合虚劳导致痔疮的患者使用。

膀胱炎，多种秘方可帮您

膀胱炎为发生在膀胱处的炎症，主要为细菌感染所致，分为急性膀胱炎和慢性膀胱炎两种。其中，急性膀胱炎主要表现为排尿时尿道出现灼烧感，尿频，尿急，甚至类似尿失禁，尿液混浊，甚至尿出血。慢性膀胱炎尿频、尿急、尿痛长期存在，反复发作，但并不会像急性膀胱炎那么严重。下面就为大家介绍几种治疗膀胱炎的秘方。

一、无花果叶

具体做法：将无花果叶放到锅中，倒入适量清水煎汁，然后趁热坐浴，适用于慢性膀胱炎，要坚持坐浴才能见效。

无花果味甘，性平，具有健胃清肠、消肿解毒之功。无花果叶片干湿均可。

二、辣椒外敷

具体做法：将辣椒撕碎，然后装到纱布袋子里面，放到肚脐下，加上腹带固定。这时腹部会觉得非常温暖，皮肤产生火辣辣的感觉，能够促进排尿，每天可以敷三次。

通过这种温暖作用，小腹会逐渐温暖起来，不但对膀胱炎，而且类似膀胱炎的症状也会减轻。

如果畏惧辣椒的刺激性，也可以选择大葱或洋葱切碎，加入少许食盐，摆成条状放到肚脐下面，之后用纱袋将其固定住，效果也是一样的，同样可以促进排尿。

三、鱼腥草汤

具体做法：将鱼腥草清洗干净后放入干净的水杯中，倒入适量开水，代替茶来饮用。症状较轻的话，连续饮用三天就能够痊愈。

膀胱炎较轻的时候，可以靠煎服鱼腥草汤类趁热服用来治疗。鱼腥草具有清热解毒、消痈排脓、利尿通淋之功，症状严重者还是应及时到医院检查。

这三种方法取材方便，治疗效果也不错，但是仅能用来治疗轻症膀胱炎，如果采取上述方法之后仍未能痊愈，要及时到医院就医，以免耽误病情。

两大秘方，治疗便秘又养颜

在这一节主要为大家介绍两大秘方，既能够治疗便秘，又能够达到排毒养颜的目的。

一、黑芝麻蜂蜜饮

具体做法：取黑芝麻粉 10 克、蜂蜜 10 克放入干净的容器之中，倒入 200 毫升温开水，搅拌均匀之后饮用，每天饮用 1 次，每 10 天为一个疗程。

黑芝麻富含脂肪，能够刺激肠黏膜，加快肠道蠕动，降低大肠对水分的吸收，所以有润肠、滑肠、通便之功。蜂蜜同样具有润燥、治疗便秘的功效。

现代医学研究证明，蜂蜜的通便功能同其中富含的果糖之间有着密切的关系。蜂蜜之中果糖和葡萄糖占蜂蜜糖分的 85% ~ 95%，并且多数蜂蜜中果糖含量都高于葡萄糖。果糖进入肠道中并不会被完全吸收，而是被细菌分解为低分子有机酸，进而降低肠道内 H 值，增强肠道内渗透压，湿化粪便，使得粪便更容易排出体外。并且，果糖可以酸化肠道，加速肠道蠕动，进而加速粪便排出。

二、二仁蜂蜜饮

具体做法：取火麻仁、杏仁各 50 克，一同晾干，研磨成粉末状后混合均匀，每次取出 10 克，用温开水和适量蜂蜜冲服，每天服用 1 次，每 10 天为一个疗程。

火麻仁中富含脂肪油，对肠道的作用机理和黑芝麻相似，所以具有通便之功。药店中所销售的多种具有通便之功的药物，如麻仁丸、麻仁软胶囊等，均含有麻仁这种成分。而杏仁之中同样含有丰富的脂肪油，其通便原理与黑芝麻、麻仁相同。

但是服用二仁蜂蜜饮方剂应当注意两点：麻仁的用量不能过大，否则可能会导致中毒；杏仁分为甜杏仁和苦杏仁两种，苦杏仁如果不经过加工或加工的不彻底，很可能会导致中毒。此外，即便是甜杏仁，服用的量也最好不要超过 10 克。

除了这两大秘方，还可以通过按摩的方法来治疗便秘，排毒养颜。

具体做法：平躺在床上，将双手重叠放在右下腹靠近腹股沟处，从下腹开始，力度均匀地从下向右上腹推按，一直推到肋骨下面；之后从右上腹开始向着左上腹推按，再从左上腹向左下腹推按，最后从左下腹部向着腹中线的地方推按，到达腹中线之后再向下一直推按到底，完成一圈。

每天早晚各按摩 1 次，每次按摩 50 圈，可以饭前饭后各按摩 1 次，每次推 10 圈。通过这种按摩方法，能够直接刺激大肠，促进大肠蠕动，进而促进排便。

大肠的结构大致为右侧腹部升结肠、肚脐以上横行的横结肠、右侧腹部降结肠、下腹部中线深处直肠这几部分。

食物残渣从升结肠开始运行，最后到达直肠，变成粪便排出体外。从右下腹开始推按，即从升结肠开始按摩；在上腹部按摩，即为刺激横结肠；左侧腹部按摩，即为刺激降结肠；最后按摩下腹部中线处，是在推动直肠。按照这个顺序按摩，就能够明显刺激大肠活动，促进排便，治疗便秘。大便畅通了，人体中的毒素自然就排出了，毒素排出去了，整个人自然精气十足。

小儿蛲虫、蛔虫，选用秘方安全又有效

小儿蛲虫、蛔虫严重影响着儿童体内营养物质的吸收，也就影响着儿童正常的生长、发育过程，所以，如何祛除儿童体内的蛲虫、蛔虫一直是家长们关心的问题。

一、小儿蛲虫

蛲虫也叫线虫，外形似白线，长 2 厘米左右，寄居在儿童大肠中，有的时候能够随儿童粪便排出体外，粪便之中能够见到无数白色蠕动小虫，实际上，这就是蛲虫。

小儿蛲虫主要症状为肛门瘙痒、睡眠不安，甚至精神烦躁、食欲不振、面黄肌瘦、呕吐、恶心、腹痛、肛门赤红、女孩阴痒、遗尿、尿频等。日常排出的大便之中能够看到线虫的踪影，夜间熟睡的过程中能够看到有蛲虫从肛门中爬出。

下面就来为大家介绍几种治疗小儿蛲虫的秘方。

1. 油蒜泥

具体做法：取独蒜头 3 ～ 5 个，适量香油，然后将独蒜头捣成泥状，倒入适量香油，用一小块纱布包裹成小包，小儿熟睡后放到小儿肛门处，蛲虫闻到香味后会钻进蒜泥里面，这样就能够将其杀灭。每天晚上如法炮

制一次，连续使用此法三个晚上就能够治愈。

但是要注意，外用大蒜能够杀灭蛲虫，但是不能用太久，因为大蒜味辛甘、性温，长期使用会导致皮肤发红、灼热、起泡，皮肤过敏者要慎用。

2. 槟榔茴香

具体做法：取槟榔 50 克、茴香 10 粒，将槟榔切碎之后放到干净的容器中，加入茴香，倒入适量清水，置于火上煎汁，每天分成两次服用，连续服用 5 天即可痊愈。

槟榔味苦辛，性温，归脾经、胃经、大肠经，具有杀虫、破积、下气、行水之功。现代药理学研究证明，槟榔的驱虫、抗病毒、抗真菌功效非常强；茴香具有温阳散寒、理气止痛之功，二者连用，对于此病的治疗效果更佳。

二、小儿蛔虫

蛔虫是一种无脊椎动物，为人体肠道中最大寄生线虫，呈粉红色或微黄色，体表上带着横纹，雄虫尾部经常呈现出卷曲状。

小儿腹中生蛔虫，感染途径非常多，如食用不洁净食物等。如果小儿平时脾胃虚弱、饮食不节、内涵湿热，则非常容易生蛔虫病。使君子就是常见的治疗蛔虫的秘方。

具体做法：使君子 30 克，猪瘦肉 20 克，面粉 30 克，将使君子捣碎，猪肉清洗干净后剁碎，同面粉混合均匀，做成饼子，蒸熟，每次吃 1 个，每天吃 2 次。

使君子味甘，性温，归脾经和胃经，具有杀虫消积之功。但是要注意一点，使君子有小毒，不宜过量食用。

第六章　外科秘方

外科主要靠手术，秘方亦能减痛苦

咽部异物感，“拔萝卜”可改善

我的一个朋友，做的是电话销售职业，有时候和客户商谈的时间很长，忙得不可开交，一天之中，连喝水、吃饭、上厕所的时间都没有。最近，她给我打了一通电话，说自己突然觉得咽部不适，有异物感，经常觉得喉咙处存了一口痰，经常咳个没完，想将痰液咳出，却是咳得满脸通红都不能咳出。

工作繁忙的时候，咽部异物感还并不是很明显，但是一旦安静下来，异物感就会非常强烈，让她咳嗽之声不断，不知道的人还以为她患有哮喘呢。

各大医院她也都去过了，吃了各种各样的药物，却总是不见好转，之后，她想到我是开中医诊所的，便打电话问我有没有办法改善这种症状。我让她第二天拿着病历来我这儿，以充分确认她的病症。

第二天一大早，朋友赶到我的诊所，拿着厚厚的一摞病历，我仔细翻阅了她之前的病历，发现她确实看过很多医生，有些医生认为她所患的是咳嗽变异性哮喘，为她开了抗过敏药，没有什么效果；有的医生认为她咳嗽为鼻炎所致，为她开了治鼻炎药物，没有什么效果；有的医生认为她所患的是慢性咽炎，为她开了治疗咽炎的药物，也没有什么效果……

这些病例的间隔时间只有几十天，但是在各种药物的作用下，她的症状仍然没有得到缓解。

翻阅过她的病历之后，我大概了解到了她的病情，之后为她推荐了——拔萝卜的方法，如果行之有效，咽部异物感很快就会消失了。

我让她端坐在椅子上面，之后将自己的双手大拇指按压在她的颈椎脊柱两旁，从第七颈椎棘突开始，平行脊柱从下向上稍微用力推动，推动的过程中应深按，同时要求她不停吞咽口水，如此反复按摩数次，朋友便说咽喉处的痰块有所松动，之后我又继续按压了几次，将双手拇指放在她的两侧枕骨下面，增大力度向上拉伸她的颈部，连续拉伸 5 秒之后，让她放松了几秒钟，继续拉伸三遍。

整套动作做下来之后，她非常高兴地告诉我，这种方法太灵验了，喉咙处的不适感已经减轻了很多。不过这个过程力度要大些，才能达到预想的效果。虽然按摩的过程中疼痛感较强烈，但是按摩过后会觉得非常舒服。我告诉她这种方法要连续操作一段时间才能根治她所出现的咽部异物感，从那天起，她每天都会到我的诊所接受治疗，一个星期之后，症状果然消失。

但是我这个朋友是个大忙人，由于工作原因不能继续到我的诊所接受治疗，我告诉她，自己也可以进行按摩。

具体做法：平躺在床上，之后将脖子下端靠在床栏上面，慢慢地向下移动身体，将颈部在靠近床栏的地方来回摩擦 10 次，以充分按摩两旁颈肌。此外，将枕骨靠在床栏固定处，并以此为支点，用力收缩颈部肌肉，之后向下拉伸脖子，效果是非常好的。

我的朋友按照我教给她的方法操作，后来打电话告诉我，她的咽部不适症状几乎完全消失，并且颈部僵硬、酸痛等症也都减轻了很多。

我为朋友推荐的这种方法实际上就是中医上所说的推拿理筋、拉伸手法，民间将其称为“拔萝卜”的方法，因为这种拉伸脖子的手法同拔萝卜的动作相似。

像我朋友这种一天到晚忙忙碌碌、伏案工作的人，颈椎、肌肉、韧带等软组织很容易发生病变，并且将近一半的此类患者都会发生咽部不适感。因为咽喉神经和颈部神经相连，等到颈椎或颈椎旁发生病变的时候，颈部神经就会受到刺激，累及咽喉部神经，导致咽部不适。

拔萝卜的方法能够有针对性地治疗患者咽部不适，咽喉部神经不再受到刺激，患者症状就能够迅速消失。

身体各处疼痛，试试这几种传世秘方

人体经常会出现各种不适，如腰背酸痛、肩颈酸痛等，面对这些酸痛症，多数人会觉得束手无策，服用止痛药之后，很快疼痛就会再次袭来，如今，身体各处的不适已经严重影响了人们的正常生活。下面就为大家介绍几种秘方，能够有针对性地治疗身体各处的不适症状。

一、肩酸

肩酸多出现在“办公室工作一族”的身上，长期伏案工作，出现肩酸是很正常的，可以通过以下几种方法来缓解症状。

1. 敷萝卜泥

具体做法：在萝卜泥上撒些面粉，凝固后，将其放到大块纱布上面，之后趁热敷在肩膀上。

萝卜泥热敷肩膀能够促进肩部血液循环，但是要注意，肌肤敏感的人最好不要使用该方法，防止过敏。

2. 湿敷大蒜泥

具体做法：将大蒜捣成泥状，加入适量面粉，搅拌均匀，之后放到纱布上面，紧敷在患处，重复操作几次。

大蒜能够促进人体新陈代谢，缓解疲劳，因而能够缓解肩酸，但是要注意，皮肤过敏者使用此法容易长斑疹，因此过敏肤质者可以先在皮肤上涂一层油后再温敷。

二、骨痛症

我认识一位朋友，患有高血压、慢性支气管哮喘、骨痛症，并且有甲状腺肿大的倾向，之后我让她连续服用海带配芝麻，不但咳喘痊愈了，高血压、骨痛症也有所改善。

具体做法：海带 20 克，粳米 100 克，猪瘦肉，芝麻等各适量，一同放入锅中熬煮成粥。

芝麻中富含多种营养物质，尤其富含卵磷脂，能够防止头发早白、脱落；海带中钙元素、碘元素，利于甲状腺素合成，多吃海带不但可以防病治病，还能够预防动脉硬化，降低胆固醇、脂肪积聚。

三、膝盖积水

邻居家的老奶奶有膝盖积水，每次去医院抽水的时候都会痛苦不堪，并且每次抽水后过不了多久就会再次积水，让她有种痛不欲生的感觉。后来我在一本书上看到石蒜根球能够治疗膝盖积水，便让那位老奶奶尝试一下，果然没过多久，老奶奶的膝盖积水症状就消失了。

具体做法：将石蒜根球捣碎之后敷到脚心和膝盖上面，每天早、中、晚各敷一次，坚持半月左右症状即可消失。

患有慢性风湿、变形性关节炎均可能导致膝关节积水，积水的时候虽然能够到医院用注射器将其洗出，但是长期如此，膝盖也会受到伤害。

石蒜味辛甘，性温，有毒，具有消肿、杀虫、催吐等功效，能够治疗淋巴结核、风湿性关节痛、水肿等症。但是要注意，石蒜捣烂后外敷即可，通常不能作为内服。

四、肌肉酸痛

我的一个朋友，由于天天站柜台，经常觉得肌肉酸痛，之后我告诉她用无花果叶洗浴试试看，没想到她仅仅洗过一次就告诉我说效果非常好。

具体做法：将 15 片左右无花果叶子装入纱袋之中，之后放到浴缸之中，放足热水，然后整个身体泡进去，肌肉酸痛感就会消失。

无花果性甘平，具有健胃清肠、消肿解毒之功。坚持敷治，能够切无名肿毒、痈疽疥癣疮、黄水疮、鱼口便毒，对于咽喉痛、筋骨痛、风湿麻木等均有治疗效果。用无花果叶浸浴能够增强人体血液循环，改善肌肉疲劳。

五、腰痛

有段时间，我走起路来就会觉得腰痛，但并无其他并发症，之后我敷了一些炒盐，腰痛就消失了。

具体做法：将 2 包粗盐放到锅中干炒，之后装入布袋之中，用毛巾包裹好，敷在腰部，等到盐冷却之后再继续加热，坚持此法两三天腰痛症状就会消失。

日常生活中出现腰痛症状通常为坐姿不良所致，工作繁重、劳累等均可能导致腰痛，应当及时医治，以免症状恶化。

炒盐能够温暖患处，促进患处血液循环，将积累在患处的水分充分排出体外，疼痛就会慢慢减轻、消失。

六、肩颈痛

肩颈痛通常出现在长期伏案工作的人群之中，长时间保持一个姿势，肩颈痛就会越来越严重。用炒盐热敷效果非常好。

具体做法：准备 500 克粗盐，放到铁锅中翻炒 10 分钟左右，等到盐发黄发热之后，放到锡箔纸和棉布中包好，之后在颈部、肩部、背部轮流熨烫，如果温度太高可以垫上一条毛巾，每次热敷半小时左右，每天敷 2 ~ 3 次。盐的温度下降后可以再次放入锅中翻炒 4 ~ 5 次。

盐敷能够迅速升高局部温度，调节人体神经，加快血液循环，松弛肌肉，进而消除肌肉疲劳，改善足、肩、颈、腰疼痛。粗海盐炒热之后能够释放可以被人体吸收的波长能源，通过锡箔纸的传导、反射，对患处有非常好的治疗效果。

七、身体痛

工作繁忙的时候，夜间睡觉就会觉得浑身疼痛，睡不着。之后我寻来了土方子——木天蓼酒，服用过后，第二天疼痛感就消失了，之后我又将此法推荐给了很多人，也都收获了很好的疗效。

具体做法：先在容量两升的瓶中装入 1/3 木天蓼、100 克蜂蜜，之后倒满烧酒，存放两个月左右即可饮用。

木天蓼的枝叶、果实、根都能入药，具有补虚益气、祛风活血之功，还可增进精力，迅速消除疲劳，暖身，增进性功能，强身健体。并且，木天蓼中有麻醉成分，而木天蓼酒能够抗疲劳，短时间内恢复体力，效果非常好，但是要注意不能长期饮用。

手脚冰凉，人参、黄芪、甘草提肾气

去年的时候，有位女孩来我这里看病，刚走进诊所，我就看出这个女孩畏寒怕冷，因为六月的天，她还穿着长袖衫。仔细询问，女孩说她到了冬天的时候，捂的跟个粽子似的也会冷得难受，手脚冰凉更是四季的常见状态。

从中医的角度讲，她这是“肾阳虚”，检验之后，发现她甲状腺激素水平明显降低，肾阳虚和甲状腺功能衰退有着密切的关系。

那么为什么甲状腺激素水平下降就会畏寒怕冷呢？因为甲状腺激素能够促进人体中能量代谢，促进产热。一旦人体内甲状腺功能衰退，甲状腺的分泌就会下降，人体产热的水平就会下降，产热量降低，人体的阳气自然会降低，身体躯干得不到温暖，患者就会发冷，四肢冰冷。

可能有些患者的甲状腺激素水平正常，而促甲状腺激素水平确定升高了，可以理解为此症状为甲状腺功能衰退早期，患者同样会出现怕冷症。我为这位姑娘推荐了一个治疗手脚冰凉的秘方。

具体做法：取人参 15 克，黄芪 15 克，甘草 10 克，倒入温水当茶饮用，每天饮 3 次，每月为一疗程，经过 1 ～ 3 个疗程之后，手脚冰凉就能够得到改善。

在此方剂之中，人参和黄芪均为补气佳品，甘草可治脏腑寒热邪气、坚筋骨、长肌肉、增气力、解毒。三味药一同服用，补气之功更甚，同时可补充人体正气、阳气，使得怕冷、手脚冰凉症状逐渐消失。

从现代医学的角度来说，甲状腺功能的衰退通常和自身免疫紊乱有着密切的关系，是人体免疫系统出现的问题所致。它们把甲状腺当作敌人，并与之对抗，使得甲状腺细胞受损、数量减少，甲状腺激素的分泌量自然就差很多。

人参、黄芪、甘草三味药都能够调节人体免疫力，同时保护甲状腺，促进甲状腺细胞自我修复，此外，人参之类的补气药物具有一定的兴奋作用，能够刺激存留的甲状腺细胞活性，让它分泌出更多的甲状腺激素。

这款汤药的主要功效就是补充甲状腺激素，同时对甲状腺进行针对性调理，虽然见效速度较慢，但是坚持服用效果甚佳。

女孩听完我的叙述之后，开始按照方剂服药，同时服用一些具有补肾阳之功的中成药，增强疗效。

回到家中，女孩就开始服用我为她开的方剂和肾气丸，两个月之后，女孩又来到我的诊所复诊，再次出现在我面前时，女孩的气色已经大好，怕冷症状也基本消失不见了。

但是要注意，导致甲状腺功能衰退的原因有很多，如血糖高，本身就可能会对甲状腺产生毒害作用，还可能会由于下丘脑、垂体等器官病变而出现甲状腺功能衰退症状。所以，甲状腺功能衰退已经出现，就要及时有针对性地进行治疗，也只有这样，才能收获良效。

此外，人参、黄芪、甘草等均可能会导致血压升高，所以，高血压、肾功能不全的患者一定要慎用此方剂。

脚底发凉，推按踝关节可缓解

我有个朋友，是典型的办公室白领，天天空调屋里待着，坐在电脑旁不动，很多人都羡慕她的工作，因为我的朋友看上去水嫩白皙。坐在办公室，冬天冻不到，夏天热不到。可只有我知道，她并不喜欢这种表面“舒适”、“安逸”的生活。

我这个朋友工作很忙，很难抽出时间来我这里聊天，但是这段时间却三天两头地跑过来，因为问题已经越来越严重，究竟是怎么回事呢?

原来，从今年夏天开始，她经常觉得双足发冷，尤其是在办公室开空调的时候，双脚脚底的冷感让她坐立难安，严重的时候，吹吹风都会觉得冰冷彻心。

我让她躺在床上，保持室内温度 30℃左右，发现她的小腿和脚背皮肤的温度都正常，但是双脚脚底皮肤温度却明显较低。对于她所出现的脚底发凉症状，有一个简单的方法能够治疗。

具体做法：在双脚踝关节内踝尖和足跟腱间的区域，找一个明显压痛穴位，找到后，用大拇指按压此穴，用力前后揉搓，力度越大越好，时间长短没有关系，但力度一定要足够大。先用力按压 5 ~ 6 秒，之后揉搓 3 ~ 5 分钟。

朋友回到家后，按照我教给她的方法坚持按摩了两个星期之后，脚底发凉的症状就再也没有发生过。

脚底发凉通常发生在女性身上，其实，该症状和高跟鞋之间有着密切的关系。一方面，穿高跟鞋容易扭伤脚，容易导致踝关节软组织损伤；另一方面，即便不会扭伤脚，穿高跟鞋时踝关节周围软组织会处在一种过度拉伸状态，时间长了，就会导致慢性损伤。正是踝关节软组织损伤导致了慢性损伤，引发踝关节周围组织损伤，也就导致了脚底发凉症状。

在我们踝尖下有一条“胫神经”分支，通过踝关节后会一直通向脚底，支配脚底血管。踝关节软组织损伤之后，纤维组织就会增生，很可能使这条胫神经产生压迫。这条分支刚好与脚底血管相连，神经受到刺激之后，脚底血管就会过度收缩，使得脚底血液供应量下降，患者就会脚底发冷，用手触摸也能感觉到皮肤表层冰冷。

内踝尖和足跟腱之间的压痛点即为软组织损伤、纤维增生处，通过强力揉搓按摩，局部紧张的组织就能够放松下来，胫神经压迫也会降低。神经承受不住了，脚底血管就会放松，再度扩张，迅速温暖脚底。

但是要注意一点，脚底发凉并非都是神经受压所致，还包括其他因素，如下肢动脉栓塞、狭窄导致的脚部血液供应不足等，因此治疗的过程中应当做好检查，防止耽误病情。

当归四逆汤，让老寒腿逐渐远离你

一到冬天，甚至天气刚一转凉，很多女性朋友尤其是中老年人说自己的四肢冰凉，有时甚至觉得手脚比脸还冷。如果冬天所出现的为轻度四肢发冷，和自然气候有一定的关系，通常无须治疗。症状比较严重的，则属“脾阳不足”之症，阳气不能温煦四肢，导致手脚冰凉。

有些年轻女性，深秋时节仍旧短裙飘飘，虽美丽却也“冻”人，老寒腿自然会找上门来。每到冬天，都会有很多年轻女孩子前来问诊，说自己腿部酸麻胀痛并且伴随着沉重感，实际上是老寒腿前兆。

有这样一位患者，她是一家印刷厂的女工，才三十几岁，我看到她的时候，面色苍白，一副很冷的样子，衣服穿得很厚，穿着老年人才穿的大厚棉裤。我问她是不是特别冷，她说，自己到了冬天就觉得特别冷，要穿很多衣服，并且四肢关节特别痛，这一系列症状发生近10年了，变天或穿得少些，就会痛，最近几年发作很频繁。听完她的叙述，我断定她为寒凝血滞。

我问她是否伴随其他症状？她说平时经常头晕，爱生冻疮，天刚转凉，冻疮就接二连三地生出来了，还不喜欢喝水，凉水是碰都不想碰，即便热水也喝得很少。我看了看她的舌苔、脉象，舌苔白，舌质呈暗红色，脉沉细。之后，我为她开了具有调荣和卫、温通气血之功的当归四逆汤3剂。

当归四逆汤出自张仲景的《伤寒论》，为温经散寒之方。构成药材：当归10克，桂枝10克，芍药10克，细辛10克，通草6克，大枣5枚，炙甘草6克。方剂之中的当归甘温，具有养血和血之功；桂枝辛温，具有温经散寒，温通血脉之功；细辛具有温经散寒之功，能够助桂枝温通血脉；白芍具有养血和营之功，能够助当归补益营血。通草可通经脉，畅血行；大枣、甘草均为益气健脾、养血之物，皆为佐药。重用大枣，可合归、芍以补营血，还可防栓枝、细辛燥烈，伤及阴血，甘草可调药性，全方具有温经散寒，养血通脉之功。

这位患者在服完3剂药之后，觉得四肢不像从前那么冰冷了，我又给她开了20剂当归四逆汤。此方剂特点为温阳、散寒、养血、通脉兼施，温而不燥，补而不滞。20剂过后，患者四肢冰冷、关节痛等症全部消失，就连冻疮也不再生了。

现代医学研究表明，当归四逆汤不但能够治疗四肢冰冷、疼痛等症，还可治疗腹痛、头痛、腰痛、腿痛及脚痛。这些症状最明显的表现是寒邪入侵，血液流通不畅而引发的，而温经散寒的当归四逆汤恰好对症下药。

很多老年人经常被两侧或一侧膝关节隐痛困扰，活动的时候症状加重，稍作休息能够缓解，阴天下雨、天气转凉时症状加重，甚至急性疼痛发作，关节僵硬，活动时出现弹响声。久坐后关节僵硬加重，活动后症状便可好转，到后期，膝关节肿大变形，活动范围受限，持续性疼痛出现，并且会随着年龄增长而加重症状。

老辈人常说“人老腿先老”。不难发现很多老年人走起路来十分缓慢，几乎是拖着两条腿走路的，下蹲困难，上下楼更困难，每到这个时候，他们都会感叹自己老了。

为什么人老腿先老呢？原来，人到老年之后，机体器官慢慢衰老。但是骨关节为人类日常生活中使用最多、负荷最大的运动器官，关节磨损程度大，因此容易老化。骨头关节摩擦越多，皱褶、不平整的地方就会越多，行动时会出现“摩擦音”。试想，如果骨关节变成这种状况，怎么会不疼呢？

老年朋友遇到此类问题时，我通常会在口服当归四逆汤基础之上为其配中药包泡脚。方法非常简单，取威灵仙、伸筋草各30克，桑寄生、当归、丹参、鸡血藤各20克，白芷12克，秦艽、苏木、羌活、独活各15克，用纱布包好后放入锅中，先开大火煮，半小时之后转成文火熬煮10分钟左右即可，将药包取出，药汁倒入木桶中，倒入适量热水，慢慢泡脚。水温偏凉时可继续加热水，直到背上微微出汗即可，整个过程约需半小时左右。如果能顺便按摩腿上的几大要穴效果会更好。哪儿不舒服，就按摩哪儿，经常按摩，疾病就能够被早点消除。

需要说明一下，泡脚时应当选择较深的木桶，这样可多放一些水，最好能没过腿肚子。因为我们的腿上有个穴位——三阴交穴，为肝经、肾经、脾经三经的交汇穴。泡脚的时候，热水会对这个穴位产生刺激，进而达到调理肝、肾、脾的作用。如此，就可以将人的五脏六腑进行整体调理，效果自然很好。

曾经有位退休老干部经常会觉得双腿酸、麻、胀、痛，针灸、吃止痛药都没有效果，后来到我这里就诊。我为他配了5剂当归四逆汤，之后推荐他用中药包泡腿。并且告诉他此方要坚持一段时间才可以。过了一段时间他高兴地告诉我，每天晚上泡完脚后，全身微微出汗，有舒服感后，睡意就会迅速袭来，晚上睡得很香，多年的“老寒腿”也没有再犯过。

然而，即使老寒腿症状全部消失，平时也应当注重保养，保持正常的空气温度、湿度、大气压力、生活习惯等，以免复发。冬天尽量避免接触冷水，洗脸洗手时应用温水，多吃高蛋白、高热量、易消化食物，尽量避免食用辛辣刺激性食物，生冷、油腻之物，还应多吃富含维生素 C 的果蔬。因为维生素 C 可以促进炎症吸收。

最重要一点是要坚持锻炼，不能因为疼痛而找借口。因为运动能够促进肢体血液循环，改善病变部位血液循环，减轻关节疼痛，如散步、慢跑、打太极拳、跳广场舞等。但是要注意，运动量和运动强度都不能过大。

芍药甘草汤，祛除小腿痉挛就找它

冬季来临，气温偏低，人体血管大幅收缩，多数人尤其是中老年人经常会受半夜小腿抽筋的困扰，即使穿上保暖衣裤，症状仍未改变。这类患者服用芍药甘草汤即可很好地缓解症状。

芍药甘草汤源于张仲景的《伤寒论》，此方药非常简单，取白芍 20 克、甘草 20 克，用水煎服、代茶饮即可。

该方剂之中，芍药性酸，而酸味入肝，在《素问·五脏生成》中记载："肝之合筋也，其荣爪也。"肝的位置非常特殊，有将军之官，主谋虑，能够益阴和营。甘草性甘，归十二经，具有解毒、祛痰、止痛、解痉、抗癌等药理作用。中医认为，甘草能够补脾益气，滋咳润肺，缓急解毒，调和百药。生活之中到处都能看到它的身影。所以，将入十二经的甘草同助筋骨的芍药合用，酸甘化阴，阴复则筋得养，脚挛急自解。药理研究表明，芍药、甘草中所含成分具有镇静、镇痛、解热、抗炎、松弛平滑肌等作用。正所谓“挛急，用甘草以生阳明之津，芍药以和太阴之液，其脚即伸，此即用阴和阳法也”，因此，全方位进行柔肝舒筋，缓急止痛，就能够达到敛津液、养阴血之功。

到冬季，中老年人非常容易小腿抽筋，尤其是腓肠肌抽搐导致的小腿抽筋，一旦血管因温度低而大幅收缩，或肌肉疲劳，都可能会导致抽筋。芍药甘草汤具有松弛、舒缓之功，只要是酸痛紧绷的症状并伴随情绪紧张、脉弦等状况，即中医所谓肝郁气滞表现时，都可以考虑该方。发生小腿抽筋时，应当尽量将抽筋的脚掌向上翘，能够改善不适。平时可以用双手拍击，或手捏拿该处肌肉，多按压附近穴位，如足三里穴会和阳陵泉穴，能够减少腿部退化，对小腿抽筋者来说大有裨益。

可以说，芍药甘草汤为酸甘化阴的良方，具有养血柔筋，缓急解痉之功。在《朱氏集验方》中将芍药甘草汤称作去杖汤，因为腿疼的时候不得不用拐杖，用完此方之后腿就不疼了，也不用借助拐杖走路了，因此被称作去杖汤。

我的邻居是位年过七旬的大伯，这位大伯年轻的时候是村子里干活的能手，可是现在呢，平地上走路都困难。

一天，我正好出门闲坐，看到大伯正费力地一步步挪动着，赶忙走上前去搀着他走了一段，找个合适的位置坐下来之后我们就闲聊起来。我问大伯怎么这两年走起路越来越困难了，他自己也搞不清楚怎么突然间就这样了，试过很多药物，也做过按摩、针灸，都没起什么效果。

我伸手摸了摸老人腿上的肌肉，果然与正常肌肉完全不同，绷得很紧。我心想，老人病的时间已经很长了，况且现在行走起来都很困难，不过此症以肌肉痉挛为主，我便尝试着用芍药甘草汤为他医治。于是，我对老人说，我也许可以用中药来帮他解难。被脚痛折磨已久的老伯同意了，他说即使成效不高，也可以先试试吧。我为他开了白芍 30 克，炙甘草 10 克，治疗痉挛的伸筋草 10 克，木瓜 10 克。既然受凉加重，我便为他加了炮附子 10 克；此外老人经常心情不畅，我便为他加了苏梗 6 克，共 6 剂，让他先试试。

几个月之后，老伯的腿已经站得非常直，拐杖也不用了，精神好了很多，前前后后老伯一共吃了60剂才好。这个数字足以说明老伯体内的寒气有多重。由此看来，芍药甘草汤的确可以称得上是去杖汤。

在我们的日常生活中，每当夏日炎炎之时，人们都会挥汗如雨，喜欢喝上一杯冰凉饮品，再吃几块冰镇西瓜，外加一个美味冰激凌、冰棍，最后坐在空调屋中一待就是一整天。这样的日子让人向往、眷恋。可是，到了晚上下班出门的时候，你就会觉得腿脚肌肉收缩僵硬，腿肚子酸沉，脑袋犯晕，甚至走路都觉得别扭，觉得双腿不像是自己的。这足以说明寒邪之气早就入侵你的体内了。

这种情况和我前面叙述的冬天老人血管收缩导致腿抽筋的道理一样，皆为寒邪入侵所致，最好的办法就是为自己熬一碗芍药甘草汤，具体做法为取白芍30克，桂枝15克，木瓜20克，甘草20克。其中，桂枝能够解表散寒，木瓜可以通经络。即使不煎汤，仅仅用它泡水喝效果也是非常好的。

芍药甘草汤为《伤寒论》中治疗足挛急不得伸的著名方剂。现代药理研究证明，该方剂能够缓解横纹肌、平滑肌挛急，无论对中枢性或末梢性症状，均有镇静作用。腓肠肌痉挛和供血不足有关，芍药甘草汤通过桂枝扩张微血管，改善局部供血；加入舒筋活络、缓急止痛的木瓜，能够治疗腓肠肌痉挛。

跌打损伤、挫伤，八大秘方可愈伤

跌打损伤包括殴打、刺伤、擦伤、运动损伤等，伤口多伴随着疼痛、肿胀、出血、骨折、脱臼等，甚至包括内脏损伤，以软组织损伤为主。在日常生活中，跌打损伤如家常便饭。

挫伤主要指的是直接暴力、跌扑撞击、重物挤压等作用在人体软组织，是闭合性损伤，主要为直接作用的局部皮下或深部组织损伤。轻者局部血肿、瘀血，重者肌肉肌腱断裂、关节错位、血管神经损伤，甚至会伤害脏腑经脉、气血，导致严重内伤。下面就为大家介绍几种适合跌打损伤、挫伤的秘方。

一、咸梅汁

具体做法：取二斤熟梅子放入干净的容器中，撒入1000克盐腌制，等到浓稠的梅子汁腌出来之后即可过滤，留咸梅汁备用，然后将纱布放入梅子汁中，浸透后敷到患处，用绷带固定好，敷10天左右就能痊愈。早晚要换一次纱布。轻症者敷上3～4天即可痊愈。伤势严重者可放入20克紫苏叶，效果会更好些。

梅子具有止痛、解毒之功，无论是跌打损伤还是挫伤，都应尽早温敷，及时更换药物，以确保血液循环的畅通，让患处早日恢复健康。

二、艾蒿

具体做法：将艾草的叶、根和葱切碎，之后捣碎，倒入适量醋熬煮成黏稠状，装到广口瓶里面，出现跌打损伤、挫伤的时候，将其放到纱布上，敷在患处，疼痛、发热就会立即消失。

艾蒿的根、叶以及醋都具有止血、消炎之功；葱虽然有刺激性，但是能够促进患处血液循环，血液循环得到改善之后，伤口就能及早愈合，因此轻微跌打损伤可以通过此法治疗。

三、食醋

具体做法：用纱布蘸满食醋，之后敷在患处，冷却伤口，慢慢地紫淤就会退去。

撞伤会出现青肿、紫斑等，这是内出血所致，用凉醋湿敷效果非常好。但是要注意，跌打的青肿退去之后，应当改成温敷，才可以促进血液循环，及早康复。

四、松末叶

具体做法：将松树叶子切碎、捣烂，然后倒入1杯米酒浸泡后饮用，第二天醒来跌打损伤处就能够被改善。

松叶性燥质利，炒黑后能够祛风湿，治疗癣癞恶疮、大风癞疾、头风头痛等症。

五、虎杖根汤

具体做法：取一把虎杖根，倒入3碗水，煎至汤变成茶色，温度适宜后即可饮用，每天饮用3次即可。

虎杖之中含有蓼甙、有机酸、葡萄糖甙、多糖等物质，具有清热解毒、清凉解暑、健胃清食之功。虎杖根用药，具有活血散瘀、祛风解毒、消炎止痛等功效，但是要注意，孕妇慎用。

六、辣椒湿敷

具体做法：取面粉适量，2个蛋黄，醋适量，半根切碎的辣椒，充分搅拌之后敷到患处。3天左右，因挫伤而出现的肿胀、疼痛就会消失。

辣椒应当选择较辣的那种，此方法能够促进血液循环，蛋黄和食醋能够促进药效的进一步发挥。

七、水仙叶

具体做法：将水仙叶捣碎，之后同稀饭一起混合均匀，湿敷在患处，疼痛感就会慢慢减轻。

水仙味苦辛，性寒，有小毒，具有清热解毒、散结消肿之功。但是要注意，水仙有毒，不可内服。

八、三七叶

具体做法：取白背三七适量，清洗干净后捣烂，之后将捣烂的叶泥敷在创面上，之后再将三大片鲜三七叶敷到上面，用绷带扎好，每天换一次药。

三七也叫参三七、田七、金不换，生用具有治血化瘀、消肿止痛之功，并且镇痛作用也是比较强的。但是要注意，血虚或血热患者禁用。

七厘散，专治跌打损伤

七厘散是常见中药方剂，出自清代医家谢元庆的《良方集腋》，组成药材为血竭、乳香（制）、没药（制）、红花各 5 克，儿茶 7.5 克，朱砂 4 克，冰片、麝香 0.4 克，流传甚广，众人熟知，具有活血化瘀、消肿止痛之功，适合外伤血瘀肿痛、外伤出血、扭伤等症。每次仅用七厘（约合 0.22 ～ 1.5 克）即可，因而得名七厘散。

该方剂之中，血竭、乳香、没药、红花均有活血散瘀、消肿定痛之功，与行气通络的麝香、冰片配合在一起，不但可以行气血，还可在麝香引导下活血通络，能够到达任何病变部位，发挥活血化瘀之力。血竭可止血生肌，与功效相同的儿茶为伍，能够防止继续出血，促进伤口愈合，佐朱砂可宁神、解毒。八药同用，行气、活血并行，活血、止血兼顾，一同发挥出活血止血、消肿止痛之功。

记得上学的时候，朋友在下楼梯的时候与我闲聊，不小心把脚扭伤了，整个右脚脚面肿得像包子，鞋子也穿不进去了。我让她去看医生，可是她怕耽误课程，说什么也不肯去，坚持让我扶她回宿舍，但是第二天早上醒来的时候，朋友已经不能下地走路了，脚痛得坐立难安。

我突然想到姐姐那儿有七厘散，于是赶忙跑到姐姐的宿舍拿药，取出适量白开水调和七厘散，温敷在她的脚面，每天我都为她换一次药，一个星期之后，朋友那又红又肿的脚面慢慢恢复到原来的平整模样，也没有那么痛了。

后来我自己开了诊所，此方剂仍然经常在前来就诊的患者身上使用。

就在前几天，一个阿姨来到诊所，她说她女儿在一个工厂中当打字员，由于长年保持一个姿势，手部肌腱出现过度摩擦，先是红肿，之后结成硬块，再后来腕部、手指的敏感大大降低，手腕想转过来都非常困难。前几天，她和女儿一起出去买东西，回来发现女儿竟然连几包牛奶都拎不动了。

听完她的叙述，我的心里大概有了数，然后我告诉她有时间带着她女儿过来看看，以确诊。第二天，那位阿姨就带女儿来了，我仔细观察她手指、手腕的转动情况，和我前两天猜测的一样，是腱鞘炎。

正常人每只手上都有28块骨头，24条从前臂来的长肌腱、18块手内小肌肉，通过韧带、关节、皮肤联成一个整体。在手部某些肌腱外面包着一层纤维组织——腱鞘，能够维持手指正常屈伸和肌腱滑动功能。我们的手部固定在某个位置做重复、过度活动时，肌腱、腱鞘之间会发生摩擦，导致水肿、纤维性变，引发内腔狭窄。由于肌腱在腱鞘中活动时的径道狭窄，所以出现疼痛、运动障碍，即为腱鞘炎。

那位阿姨赶忙问我能不能治好，孩子毕竟还年轻，我告诉她，连续用七厘散外敷十天左右就好了。

其实，不仅是打字员，很多都市白领由于长时间使用电脑，双手都在慢慢受摧残。一整天紧张的工作结束时，伸伸手臂，动动手指，就会发现手指、手腕的关节隐隐作痛，别以为这是手指工作过度所致，很可能是被“键盘手”缠上了。平时应当多转动双手，别让手悬空，为自己的手臂找个支撑点，连续工作一段时间后就起身换个姿势。

临床实践证明，七厘散不但能够治疗跌打损伤，还可用于冠心病、心绞痛、心肌炎、偏头痛、风湿性关节炎（外敷）、褥疮等症。

清代乾隆时期，颇负盛名的上海蔡氏妇科第七代传人蔡小荪先生就用过七厘散治疗子宫内膜异位症，配合煎药，每次吞服一瓶，可用，也可掺在膏药中敷在小腹部，效果很好。但是，由于药性走窜，耗气堕胎，因此不能多服，孕妇应忌用。

桑枝酒，益气活血一良方

1959年，担任中国社会科学院院长的郭沫若，因右侧肢体活动不利，影响了日常生活和工作，于是有人向郭老推荐了中国中医研究院特约研究员、著名医学家郑卓人老先生。郭老知道郑老医术高超，便欣然同意了。

郑老如约来到郭家，详细给郭老诊治后，知道郭老公务匆忙，无暇煎服中药，便对郭老说："我从民间搜集到了一个验方，名桑枝酒，经二十多年临床验证，医治半身不遂疗效颇佳，可否一试？"郭老听后，便请郑老处方，郑老便将桑枝酒的配伍、制法、服法告知了郭老。

郭老按处方配好了桑枝酒，服用3个月之后，果然肢体活动自如了。这郑老是何许人呢？郑老名为郑卓人，早年留学日本，后来随同李济深为共产党工作。1949年后，李济深担任中华人民共和国副主席，郑先生为李副主席的秘书长，后任民革中央副主席，于20世纪50年代将《灵枢》翻译为白话，这本书为中国针灸学的发展作出了重要贡献。

那么，这个桑枝酒到底是如何制作的呢？组方如下，炒桑枝100克，当归、菊花、五加皮各60克，苍术、地龙、夜交藤各30克，川牛膝25克，丝瓜络15克，木瓜12克，木通、炮附片各10克，配黄酒5000克，密封浸泡10天后，将药渣取出，焙干研为细末，装入胶囊，每粒0.3克，每次3粒，每日3次，用桑枝酒15～20ml送服。两个月为1个疗程，以微微呈醉为度，上半身瘫痪饭后服，下半身瘫痪饭前服。

桑枝酒为什么会有这么神奇的效果呢？这和药物的性味是分不开的。此方中用得最多的除了酒之外，便是桑枝。现代医学研究表明，桑枝药性微苦，性平，归肝经，有较强的抗炎活性，可提高人体淋巴细胞转化率，可增强免疫力。桑枝还有祛风湿、利关节、治水肿、治白癜风、治皮疹瘙痒、生津液、治消渴等功效。曾经，我用150克质嫩、断面黄白色的鲜桑树枝条白皮，浸泡在1500毫升的高粱酒中，12个小时后，便可饮用。这种酒对降血压效果非常好，喝酒60毫升，一小时后开始缓慢降压，可持续降压五小时，整个过程无其他不良反应。

而此方中桑枝、五加皮、苍术、木瓜、牛膝、丝瓜络、木桶、地龙为祛风、散寒、利湿、通络之物；当归养血、菊花清头明目，夜交藤养血通络，更有炮附子温阳补肾，通达十二经脉。经过炮制，既可以饮酒，又可以服药，使药物的作用得到了充分发挥。所以，看似平常的药物，却能起到良好的效果。

这个方子说不上千古流传的名方，甚至它的出处在哪里，也无从知晓，但就从人们发现的那天开始，便造福了无数人。

我非常喜欢南方小镇的田园生活，曾多次到南方旅游，在旅途中，我也结交了许多异乡朋友。有一次，我到湘西沅江边流域探寻沈从文的《边城》里的印记，边走边看，流水、栈桥、倒影，互相辉映，很有一番田园风味。等到夜幕降临的时候，我便借宿在一户农家里。

吃饭的时候，主人从酒坛里倒出一杯暗黄色的酒，上面还飘着少许的枸杞，透过玻璃酒坛，依稀可以看到里面有很多中药材。主人说这种酒喝了能强身健体，每年冬天都泡的，二十三块钱的中药材，再加上10斤白酒，半个月后就变成了这样一杯杯美酒。如果这批酒喝完了，可以接着再加入酒，再泡上半个月后就可以喝了。就这样，一杯美酒，几盘特色的农家菜，简陋的房子，温暖的话题就扯开了。

吃到一半的时候，女主人先放下了筷子，拿来一个小碗盛了米饭，上面夹了一些菜，然后从厨房端来一小碗就朝里屋走去。我问男主人，怎么里面还有人吗？他说是他的老父亲，上个月不知道怎么的，突然间就下半身瘫了，起不了床了。我问他怎么没找医生看呢？他说看了，也说不出名堂来，既不是脑梗死引起的，也不是扭伤之类，就听他说前段时间腿疼，疼了几个月，不过倒不大妨碍走路，但是上个月突然就起不了床了。

我放下碗筷，跑到里屋，老人家躺在床上，上肢是灵活的，下肢动不了，但和他聊聊天，神志还是清楚的，饭量也很不错，媳妇盛的那碗饭，就着菜和汤，竟然全部吃完了。

我再捏捏他的腿，僵硬得很，颜色和正常的皮肤也不相同，偏白。我对男主人说，兴许我可以试一试，让老爷子的腿情况好转起来。

他问，怎么个治疗法？我说，先问问老爷子能不能喝酒？他说，能喝，以前没病的时候，一顿二两酒不能少，最近病了才没喝的。我说，既然这样的话，那就好办了，用我给你开的药方，泡成酒，十天后把渣取出来，焙干研成细末，装入胶囊，用酒送服药，记得在饭前服用，坚持吃一段时间，应该就会有效果。然后，我就把郭沫若用的方子抄给他。

半年后，我再电话回访，老爷子竟然可以下地走路了，不能说可以像正常人一样利索，但至少可以自理了。

就是这样一剂不知名的方药，用好了能给人带来幸福。

话说郑老用桑枝酒为郭沫若医好了后，后来还用桑枝酒治愈了梅兰芳的瘫痪病。梅先生为此挥笔写了四个大字“针到病除”，并书刻金字大匾在舞台上赠予郑卓人先生。

骨质疏松，土元、骨碎补即可补

一次，一个中年男子急匆匆赶到诊所，问我能不能出诊，他说他的母亲腰痛的厉害，走不了路，动一动就会痛得龇牙咧嘴。我说，老太太一定是骨折了，这可耽误不得。他不太相信，骨折还得了，老太太虽然现在行动不便，但还不至于骨折。

之后，他开着车把我带到他家里，我说还是先为老太太照片子吧，一定是骨折，检查结果出来之后，那位先生便不言语了，老太太果真是骨折了。

我为老太太开了个秘方：取骨碎补 15 克，土元 10 克，倒入 150 毫升清水，开大火煮沸后用小火继续炖煮 20 分钟左右，汤水约熬至一半的时候就可以了。每天早晚各喝五六十毫升。

骨碎补为温性药物，具有补肾强骨、续伤止痛之功。土元俗称土鳖，《本草纲目》中记载土元具有逐瘀、通络、破积、理伤之功。在很多中成药中都含有土元，比如跌打丸、通心络等。骨碎补和土元在药店中均能买到。

那位男士再来到诊所的时候，他母亲的腰痛已经痊愈了，但是他不明白为什么他一说老太太腰痛，我就断定为骨折。

其实，多数人对骨折有一种错误认识，认为骨折就是将骨头断成两截。一般人这样理解也是正确的，只不过通常认为腿或胳膊上的骨头。多数老人都存在骨质疏松现象，脆弱的骨头容易折裂，在我们的周围，经常可以看到某些老人一起腰的工夫，腰骨就断了。

老人的这种骨折表现为椎体高度变低、变扁，不会像四肢骨折那样明显异位，通常无须整复。

对于骨折的老人来说，一定不能再做剧烈运动，应当及时卧床休息，以减轻局部出血水肿，配合服用骨碎补、土元这个方剂，也可以服用一些补肾壮骨功能较强的中成药，比如强骨胶囊等。

老人的病情是不能被耽误的，一旦出现上述症状要及时就诊，否则很可能导致瘫痪。此外，日常生活中要注意自己的行动力度，不能过大，尽量轻缓，才能避免骨折。

颈椎痛、肩背痛，麸子和醋来帮忙

前几天同学聚会，餐桌上，其中一位同学对我倾诉了他的苦衷："最近我经常落枕，脖子动一动就会疼痛难忍。"说完还装出要转头却转不动的无奈表情，我却笑着说："这有何难，我马上就能帮你解决难题。"

我让服务员将擀面杖放到火上烤热后拿过来，之后让那位同学低下头，在他的脖颈处擀来擀去，如同擀面片那样，擀了十几下之后，朋友说舒服很多了，他尝试着转了转脖子，也没那么紧绷、疼痛了。

仔细询问，才知道我这位同学现在是办公室工作人员，经常伏案工作使得他体内的气机不能推动血液运行，颈部非常容易感染外界风寒，进而导致落枕。尤其在夜间，阳气渐衰退，阴气逐渐旺盛，此时如果没做好防寒保暖工作，外邪就会入侵，导致脉络受阻，出现落枕。

偶尔出现一两次落枕不用放在心上，只要适当运动，避免长期伏案工作即可。但是如果一个月的落枕次数大于 3，则应提高警惕，很可能是体内瘀血太多所致。

用热擀面杖治疗落枕是一种行之有效的方法，下面再为大家推荐一个秘方——麦麸和醋。

具体做法：取 100 毫升醋放到火上煮沸，之后将麦麸倒在醋中，倒的过程中要不断搅拌，直到麦麸将醋全部吸收即可。注意，和的麦麸不能太稀，最好能粘连成块，和好之后关火，等到麦麸块温度降到 4℃的时候就将其敷在落枕处，用纱布裹好即可。

每天晚上敷一次，每次敷 45 分钟左右即可。

此方剂中的醋起主要作用，因为醋能散瘀血、除坚积。现代医学研究证明，醋可以扩张血管，因此能够通瘀，与中医药理相同。

除此之外，可以每天模仿壁虎爬墙，通过模仿壁虎的动作能够活动筋骨、畅通气血，进而治疗肩周炎。此外，办公的过程中伸伸懒腰也能够活动肢体、组织，通气血。在办公桌下面伸伸腿还能够预防半身不遂、腿脚无力等症。

由此可见，生活中到处都是小秘方，只要我们有一双善于发现的眼睛，充分将这些秘方利用起来，很多疾病也就不足以困扰你的正常生活了。

独活寄生丸，治疗腰背疼痛的良方

朋友的爸爸人很好，经常会在家中烹调各式菜肴让我去他家里吃饭，由于我的诊所离家里比较远，所以很多时候，诊所里没有接诊，我都拿那儿当成自己的家一样。

有一天，我去朋友家中看望他爸爸，却发现老人躺在床上，我急忙走上前去问出了什么事。原来，这几天家里面事务繁忙，加上朋友不在家中，家里送来一对木头，老人为了及时将它们放到棚子里，防止雨淋，起早贪黑地搬木头，结果木头是搬完了，可他的腰却僵硬板滞，弯不下来，疼痛不已。

我看到他的面色略苍暗。他说这两天腰疼得直不起来，什么活也干不了，贴了几副膏药也不管用，眼睛也上火了，干痛得难受。我让他张开嘴，看了看他的舌苔，舌淡苔白腻，脉寸浮滑关尺沉细。一问胃口如何，他说胃口一般。小便略热黄，大便正常。

我继续问他有没有到医院拍片子，这时老人指着床头写字台下面的柜子说：“就在里面，你自己拿吧。”我连忙从小柜中拿出一张片子，大概是三天前拍的，片子显示出腰椎增生。依据多年的行医经验，我断定他是寒湿浸注，经络痹阻，郁久化热，灼伤肝肾所致，于是为他抓来独活寄生汤，主要构成药材为独活 45 克，桑寄生 30 克，杜仲 30 克，川断 15 克，牛膝 15 克，桂枝 15 克，秦艽 12 克，细辛 10 克，防风 10 克，党参 15 克，茯苓 15 克，白术 12 克，炙甘草 10 克，当归 10 克，川芎 10 克，赤芍 15 克，生地 15 克，石斛 15 克，密蒙花 12 克，夏枯草 15 克，一共 5 剂，用水煎服。

每天我都会到他家给他送药、送饭，一个星期之后，他已经能够起身走路了，之后我又为他开了 10 剂，在上面的方剂中减密蒙花、夏枯草，加豨莶草、鹿含草各 30 克。距今已经两年之久了，他再也没有腰痛过。

独活寄生汤出自孙思邈的《千金要方》，为治疗风湿腰背疼痛的名方。原方组成为独活三两，桑寄生、杜仲、牛膝、细辛、秦艽、茯苓、桂心、防风、川芎、地黄、人参、当归、甘草、白芍各二两。

导致腰背疼痛的原因主要有两点，一是肾气虚弱，二是风寒湿冷。独活寄生汤，一方面能够通过桑寄生、杜仲、牛膝等补养肝肾，通过四物、四君益气养血，另一方面可以用羌活、独活、秦艽、细辛、防风、桂心等祛风散寒胜湿。如此攻补并用，虚得补，邪得除，补不留邪，攻不伤正，避免了独立使用祛风湿药容易致耗散气血的弊端。后世称此方为“治风先治血，血行风自灭”的典范。

所以，此方主治的常见病为风寒湿痹症，也就是风湿、类风湿。该方适应证为肝肾不足，气血亏虚，主要症状为腰腿疼痛，膝关节、肘关节、小关节、手脚疼痛麻木等，而且越冷越疼，暖和一些后好很多。此方还可治疗肝肾不足，常见症状为腰膝酸软，夜尿多，气血不足，包括体倦乏力，身体非常瘦弱，脉象细弱，舌淡苔白，心悸气短等，皆为气虚气血大亏表现。此类症状多出现在风湿关节炎、类风湿关节炎、坐骨神经痛、腰肌劳损、腰椎骨质增生、肩周炎、慢性关节病等患者身上。

要注意，此方对胃肠有一定刺激作用，最好饭后一两个小时服用。关节红肿热痛、痛风患者均不宜服用此方。

风湿性关节炎，首选虫药胶囊

一次，离我家不远的李大爷来我这儿聊天，他说自己患有风湿性关节炎，天一转凉，就会腿疼。之后，他的儿子给他带来一些全虫回来，说吃全虫能够熄风镇痉、通络止痛。此虫价格昂贵，儿子一定要李大爷坚持服用。

儿子的一片孝心，李大爷也希望症状早消，可这一服就是三四个月，症状不但没有消失，甚至连减轻的趋势都没有，难道虫药对李大爷的风湿性关节炎不起作用？

我问李大爷那些虫药都是怎么吃的，李大爷说通常都是蒸着或炒着吃的，我听到老人这么说，便知道问题出在哪了。于是对李大爷说，虫类药物是不能蒸着或炒着吃的，这么一蒸或一炒，虫类都变成了肉，虽然口感好了很多，但是功效也没了。

我告诉他，可以将虫类药物烘焙至干，之后碾成粉末装到胶囊里面，每天饭后半小时服用即可。

李大爷按照我教给他的方法处理了虫草，连续服用半个月之后，风湿性关节炎引发的各种症状也都消失不见了。

虫药最好使用原生药，服用的时候不能经过日常的烹饪过程，否则药效会大大降低，比如黑白花蛇，烹调之后和蛇肉没什么差别了，服用之后当然不会有什么效果。

从药店中购买的虫药类都已经经过初步炮制了，因此，只需将其焙干、碾成粉末后装到胶囊里面就可以了。

虫类或善于飞行，或善于疏土，或善于游水，或善于爬行，总的来说就是善于走窜，所以虫草类药物大都具有祛风通络之功。

中医上认为，虫草类药物为“有肉有情”之物，因为动物类药物和植物类中草药不同，植物是没有思维的，但是虫类却是有思想、有血肉、有骨髓的，而且虫类的脏腑组织结构与人体脏腑组织结构相似，对人体有非常显著的补益之功。

麻痹症发作的患者通常会伴随着关节疼痛，从中医的角度来说“通则不痛，痛则不痛”，多数疼痛皆由经络不痛所致。因此治疗此类疾病的时候应当将重点放在通经络上面。

虽然虫药的种类并不是太多，但都具有活血化瘀、疏经通络之功，对于关节疼痛、肢体麻木、头痛头晕等症均有非常好的治疗效果。但是，虫草类药物一定要使用得当才可治病，使用不当则适得其反。

痛风让人愁，选对秘方见效快

谈到痛风，很多人都会产生一种“共鸣”，尤其是对于身居海边、长期食用海鲜的人来说，痛风非常普遍。

记得有一次，一位 40 多岁的男性来我这儿看病，他说自己最近的应酬比较多。昨天晚上，几个客户拉着他去了海鲜楼，几个人边喝啤酒边吃海鲜，吃的那叫一个痛快。但是却没想到后半夜大脚趾痛的如同刀割一般，竟然被生生痛醒。

患者说他知道自己有痛风史，但是从来没有向这次这样从半夜疼到天亮，对于痛风的态度也比较随便，没有进行过根本性的治疗，无非是吃些药物控制疼痛。但是这一次的疼痛让他觉得害怕。

中医上有句古话："祛风先活血，活血风自灭。"所以，治疗痛风应当选择具有祛风、凉血、止痛、强筋之功的药物。我为他开了方子：川牛膝30克，白芍15克，甘草10克，赤芍15克，一同放入锅中煎服，每天早晚服药。

导致痛风的主要原因为经络瘀阻，方剂之中的赤芍具有凉血、活血之功；白芍、甘草具有止痛之功；牛膝可补肝肾、强筋骨。此方剂治疗痛风的效果非常好。

痛风是一种顽疾，因此需要坚持服药一段时间才能见效，我叮嘱那位男士千万不能半途而废，否则前功尽弃。他也确实谨遵医嘱，连续服用此药两个月之后，他的痛风痊愈了。

当然了，此方剂虽然可以治疗痛风，但是在治疗的过程中要严格自己的饮食行为，尤其是肉类食物，绝大多数肉类都含有导致痛风发作的嘌呤，曾经有位患者告诉我，只要自己稍微吃些肉类食物就会痛风发作，自己已经很久没尝过肉味了。

已经患有痛风的患者还是应当避免进食肉类食物的，应当以蔬菜、水果等嘌呤含量较低的食物为主，海鲜等嘌呤含量较高的食物更应避免食用。除非彻底治愈痛风，否则很可能在某次食肉的时候痛风发作。治疗期间应当忌口，尽量避免食用肉类、辛辣刺激性食物等。

老寒腿，多下蹲便可轻松

邻居的王奶奶今年七十多岁了，虽然看起来很硬朗，但是却有非常严重的老寒腿。一天，她来到我的诊所，问我有没有什么方法能够治愈老寒腿。

我告诉她，每天练习下蹲的动作就能够彻底解决老寒腿的问题。王奶奶将信将疑，问我这种方法真的有效吗？我说当然，反正您每天待在家里也没什么事，不如试试这种方法。

王奶奶回家后赶忙使用此法锻炼身体，第二天又来到诊所，告诉我说昨天只锻炼了十几分钟，小腿肚子酸酸胀胀的，但是走路的时候却比以前有力气得多，晚上睡觉的时候也更踏实了。

王奶奶告诉我，下蹲的姿势不是很雅观，所以昨天她只是在家中做了简单的练习，实在不好意思在公园练习。

人在年轻体壮的时候身体元气处在充实的状态，但是进入中年之后，气会逐渐上冲，形成“上盛下虚”状况，这也就是为什么会有“人老腿先老”这句话。下蹲的过程中人体经络会相互挤压，气血下行才能畅通。

练习下蹲的时候要呈自然站立姿势，放松全身，然后慢慢向下蹲，没有次数限制。练习熟悉后可以根据自身情况慢慢增加练习次数。

在此要特别提醒，老人在练习的过程中一定要有凭借物，如栏杆、树木、墙壁等，不可操之过急。以下三种方法均可在练习的时候使用。

一、太极蹲

双脚脚尖并拢，脚跟靠在一起，双膝弯曲，直到大腿腿腹和小腿腿腹紧贴在一起即可。

二、八卦蹲

八卦蹲由太极蹲演化而来，只需将太极蹲“下肢并拢”变成平行分开和肩同宽就可以了。并且，双膝弯曲度应当低于 90 度，臀部不能扭曲，距离地面不能超过 10 厘米。

三、弓箭蹲

练习的过程中，左脚着地，右脚用前脚撑着地，之后慢慢蹲下。下蹲的过程中应当将重心放在右脚上，每次连续 30 秒即可调换一次脚。

每天早晚做上述三个动作各 15 ～ 30 次，可以根据自身体质做，最初下蹲时，以 15 次为宜，之后逐渐增加次数，下蹲时不能太急，防止出现意外。

如果实在觉得为难，可以在家中操作此法，长期坚持，能够治疗老寒腿，还可在一定程度上增强老年人的体质，收获意想不到的成效。

脚浮肿、疲劳，盐水泡脚帮你解决

很多办公室工作者，在椅子上一坐就是七八个小时，小腿经常觉得倦怠，膝盖以下甚至会出现浮肿。张小姐自己发明了一种方法，不但缓解了脚浮肿，第二天早上起来之后快步如飞。

张小姐推荐的秘方非常简单：将桔梗根磨碎后敷到脚底就可以了，如果直接将桔梗汁涂抹在患处，之后用纱布裹好脚，效果更佳。

膝盖以下疲惫，或者轻微浮肿，如果没有患慢性关节炎，那么很可能是低血压症、血液循环不畅所致，症状较轻者平时应当注意水分的摄入。

如果晌午之后脚部疲劳、浮肿，中午休息的时候可以将脚抬高，就能够减轻浮肿。

脚部疲劳通常出现在站柜台、长时间行走的人群中，这类人群经常脚部酸痛，甚至睡觉的时候都不踏实，及时将双脚抬高，仍旧不会觉得轻松，有个简单的方法能够解决这个问题——盐水泡脚。

每天大量行走之后，感觉到双脚酸痛，在洗脚盆中倒入大半盆热水，加入四五勺盐，搅拌均匀后将双脚放入洗脚盆中，水的高度最好能没过脚脖子。每次浸泡 3 ~ 5 分钟，坚持不懈，效果最佳。

人体排水的过程主要是排汗和排尿，少量水分会在呼吸的过程中排出体外。摄入过多水分而未能排出体外，体内积存大量水分，站得太久就会积存在脚部，导致脚部疲劳、酸痛等。低血压、循环功能差的人都容易脚酸、脚疲惫。盐水本身具有水毒的功效，进而消除脚部水毒，水毒消除，症状自然就能得到缓解。

但是要注意，坐立时间过久和运动时间过久的患者所要选择的秘方是不同的，可以根据导致浮肿的原因来选择药方。

对于“办公室一族”来说，除了要靠秘方解决浮肿问题，平时更应增加活动次数，不能一天到晚坐在办公桌前动也不动，对身体不但会导致浮肿，对于肩关节、颈部等均有危害。

而长期呈站立姿势的人更是不能长久处在一个姿势，对关节的压迫较大，站立时间久的人员应当及时动动关节、肌肉，防止疲劳、水肿；而行走时间较久的人应当时不时停下来休息一会儿，这样张弛有度，身体才能更健康。

第七章　妇科秘方

做美丽的女人，更要做健康的女人

石门穴，调经止痛就找它

很多女性自从月经来潮之后便由于种种原因患上了月经病。不管是痛经还是月经不调，都可能对女性的生活产生不良影响。女性出现月经性疾病通常是任冲二脉出现问题的征兆，只要采取适当方法，调理好任冲二脉，就可以调经止痛。而按摩石门穴即为调经止痛的好方法。

很多女性都将“来月经”称作“倒霉”，因为在月经期间会面临很多经期问题，如痛经，是女性的常见病症，有的女性甚至因痛经无法进行正常生活，痛得死去活来，慢慢地对月经产生了恐惧。可恐惧越大，就越难克服痛经，久而久之，就形成了恶性循环。

其实，痛经并不可怕，只要我们找准方法就可以克服这个问题。从中医的角度讲，“不通则痛，通则不痛”。出现痛经，说明你的身体“阻塞”了。任冲二脉主管女性月经调理问题，只要确保了任冲二脉的畅通，就可以缓解痛经，甚至能够根治痛经。

有些女性可能遇到过这种情况：突然停经或月经淋漓不止，这就是医学上所说的闭经、崩漏，其实这都是任冲二脉失调导致的，只要及时进行调理就可以对症状控制。年轻的女性对这些问题并不是很在意，岂不知，长期如此，就会给女性的身体带来非常大的危害，甚至会导致不孕。

任冲二脉主管女性月经，与生殖有一定关系，只有当任冲二脉气血旺盛的时候，血才可以下注胞宫，泻出为月经，妊娠时滋养胚胎。一旦任冲二脉气血不足或通行不利，就会导致月经不调、绝经、崩漏、不孕等疾病。通过上述介绍我们也能看出，任冲二脉的调理为治疗月经病的重点。

如何调理任冲二脉呢?

在任脉上有个重要的穴位——石门穴。此穴为任脉上的重要关卡，能够阻挡任脉经过的寒湿之气，以确保温热之水气上行。这样一来，任脉气血就会畅通，不会出现血瘀气滞。任冲二脉相通，任脉可以濡养胞宫，促进冲脉畅通。下面介绍一下按摩石门穴的步骤：

（1）按摩选穴。石门穴位于我们身体的下腹部，在任脉的上方，肚脐的下方 2 寸处。可以将我们右手的中指弯曲，用第二个指节在肚脐下量出 2 个指节的长度来，这个位置就是石门穴。

（2）按摩步骤。将右手的手掌横放在石门穴上，左手叠放在右手手背上，向下推至毛际处，反复推按几次至小腹温热即可。

（3）按摩功效。按摩石门穴能够促进任冲二脉气血的畅通，从而温暖胞宫，改善女性出现的月经不调、痛经、崩漏、闭经等问题，除此之外，还有一定的补肾作用。

如果我们忽略经期异常，其后果是非常严重的，我们应当懂得爱护自己的任冲二脉，做好保健工作。尤其对于当代女性来说，生活节奏越来越快，工作、生活压力越来越大，不规律的生活习惯非常容易导致经期异常。

现代女性可能抽不出时间来合理安排自己的饮食，也没有时间到医院做检查，或是不愿意为了身体上的小不适去看医生，那么就将自己平时看电视、玩手机的时间利用起来，按摩自己身体上的重要穴位，让经期疾病逐渐远离你。

痛经不用急，让电吹风帮你吹走烦恼

多数女性由于保养不当、衣着单薄、喜食冰饮等原因出现痛经，痛经时疼痛难忍、小腹下坠、浑身无力、恶心、厌食，严重影响了女性的正常生活和工作，那么如何解决痛经问题呢？服药吗？

我们都知道，经期是女性的敏感期，很多药物都是不能在经期服用的，因为对身体的损害比较大，下面为大家介绍一个操作简单的秘方，对身体没有损害，并且对于痛经有非常好的疗效。

将吹风机调至最大的热风，然后对着肚脐、小腹吹，尤其是疼痛厉害的部位，可以有针对性地吹，直到局部出现热感，疼痛就会慢慢消失。如果没过多久疼痛感再次袭来，可以打开吹风机继续吹，一句话：痛了就吹。在这里要提醒一点，就是吹分机和皮肤的距离一定要调整好，以免烫伤皮肤。

痛经发作的时候，小腹冷痛，甚至四肢冰冷、面色苍白，这些症状都是明显的寒症，可以通过温热的方法改善，如艾灸，对痛经能够针对治疗。

但是传统艾灸有弊端，艾条焚烧的时候会产生浓烟，用艾条艾灸腹部，腹部难免会吸收大量艾烟，并且多数人不喜欢艾灸的味道，对于慢性支气管炎患者来说，闻到艾烟味道容易产生胸闷、憋气等症，吹风机却不存在这种问题，插电即可使用，并且符合“寒者温之”治疗原则。

此外，可以切几片生姜，在上面扎一些小孔，然后将生姜片贴到肚脐眼上面，打开吹风机，吹 5 ～ 10 分钟，疼痛就能够减轻，吹好后，用胶带将生姜片固定好，能够增强疗效。

从中医的角度讲，用电吹风来吹姜片等同于隔姜艾灸。生姜性温，味辛，能够入肺经、脾经和胃经，具有一定的发散止痛、温中散寒功效。

人体的神阙穴位于肚脐眼处，经常艾灸此穴或隔姜艾灸都能够达到消除体内阴寒邪气、调和气血、舒展阳气、畅通脏腑之功，经过这一番作用，子宫就能够被温暖，因血瘀而出现的痛经也能够得到改善。

当然了，并不是说只有月经之时，痛经难忍的时候才用吹风机治疗痛经，可以在月经来潮的前几天就开始用吹风机吹肚脐，每个月都坚持使用此种方法，痛经自然会慢慢消失。

原发性痛经，维生素E效果好

痛经分为两种：原发性痛经和继发性痛经。那什么是原发性痛经呢？原发性痛经就是指月经期间呈现痉挛性疼痛，主要疼痛部位在下腹部，症状为头痛乏力、头晕、恶心呕吐、腹泻、腰腿痛等，它属于功能性痛经，在青年女性中较为常见，这种痛经与继发性痛经不同，并未出现明显盆腔器质性损伤。

去医院看妇科，如果被诊断为原发性痛经，大夫一般会让患者连续服用四五个月的避孕药，对于青年未婚女性来说，这是件非常尴尬的事情，多数女性都不能接受未婚服用避孕药。如果是正准备怀孕的女性，更是不愿意服用避孕药了，难道就没有更好的方法解决痛经问题吗？

有，吃维生素 E，从月经来潮的前两天就开始服用维生素 E，直到月经的第三天结束，共吃五天，每天吃 400 ～ 800IU。

现代调查研究发现，导致原发性痛经的主要原因是人体中前列腺素含量比较高，尤其是人体中的“不良前列腺素”的含量明显比正常人体内高很多。人体中所含的前列腺素种类很多，多数对人体有益，但是其中的P克F2α和P克E2却是对人体有害的前列腺素，它们会刺激女性子宫，使得子宫平滑肌出现强烈收缩，进而产生剧痛。无论通过什么手段治疗原发性痛经，目的都是降低或清除人体内的“不良前列腺素”。

不良前列腺素在合成的过程中需要磷脂酶A2和环氧化酶的参与，而维生素E刚好能够抑制这两种酶的活性，进而有效防止痛经的发生。

但是要注意，月经来潮的前一周应当忌口，尽量以素食为主，避免鱼肉蛋奶的摄入，因为肉类和奶制品中含有一种叫花生四烯酸AA的物质，参与不良前列腺素的生成过程，如果不忌口，维生素E的治疗效果就会不明显。

按照上述方法服用维生素E，同时忌口，持续一两个月痛经症状就能够得到明显的减轻，女人也就可以轻松度过经期了。

生理痛，有秘方帮你减轻痛苦

痛经的概念、症状在前面的章节里已经讲述得很详细了，因此在这里主要为大家介绍几种缓解女性生理痛的有效方法。

一、柠檬汁

具体做法：将半个柠檬榨成汁，然后撒入一些砂糖，倒入适量热水，生理期来临之前经常饮用，痛经的发生概率就会下降。

但是要注意，这种方法并非对每位生理期疼痛的患者都适用。柠檬中富含酸素、维生素、抗生素等，具有消炎止痛之功，通常情况下，喝热柠檬汁确实能够促进人体血液循环，进而减轻生理痛，因此，由于寒症而导致痛经的女性可以通过此法减轻疼痛。

二、山楂

具体做法：取山楂 30 克，向日葵籽 15 克，红糖 30 克。先将山楂、向日葵籽放到锅中翻炒，直到将向日葵籽炒香，之后倒入适量清水，熬成浓汁后，倒入适量红糖，熬化即可。每次月经来临前的 1 ～ 2 天或是正值疼痛时，连续服用 3 剂就能够避免或缓解疼痛。

山楂具有开胃消食、化滞消积、活血散瘀、化痰行气之功，女性行经前后，小腹疼痛、腰骶疼痛，甚至痛至昏厥者均可使用此法。

三、人参大枣

具体做法：取人参 6 克，大枣 20 个，大米 30 克，三者一同放入锅中熬煮成粥，每天 1 剂，连服数日就能看到效果，常食可巩固病情。

人参大枣能够治疗气虚导致的经期提前、精神疲乏、浑身乏力等。

四、炒盐熨敷

具体做法：在粗海盐中加入红花 30 克，莪术 20 克，一同放入铁锅中炒 10 分钟左右，等到海盐发黄的时候铲出来，倒入厚些的棉布口袋中，之后将盐袋放在腹部正中神阙穴和腹部两边的子宫穴上，痛得厉害的时候可以多敷几次，日长时隔天敷用。

宫寒为女性痛经的常见因素，红花、莪术均具有活血化瘀之功，对于经血中经常出现血块的女性来说非常适用。但是要注意，皮肤敏感者慎用。如果痛经症状严重，或用此法敷治后疼痛仍未减轻，要及时到医院就诊。

月经过多，艾灸大脚趾解难题

我的一个朋友，自从生过孩子之后不知为什么经量大增，颜色深红，夹杂着血块，严重的时候血流如注，并且经期甚至达到半月之久。月经过多使得她一天到晚头昏脑涨，疲乏无力，严重影响了她的正常工作和学习。

为了治好月经过多，她东奔西走，看过不少大夫，吃过不少药，可效果并不是太显著。月经过多也就罢了，可是引发的这一系列的病症严重干扰了她的正常生活，几经周折，她打电话给我，诉出了她的苦衷。

由于我们一个在北京一个在上海，到我这里治疗有些不太现实，于是我为她想了一个简便的方法，让她先尝试一下。我让她说清了病症，然后告诉她：从每次月经来潮的当天开始用点燃的艾条对准隐白穴艾灸。

隐白穴位于大脚趾末端内侧，距离趾甲角 0.1 寸的地方。每次艾灸 20 分钟左右，每天至少艾灸一次，艾灸一个星期为一个疗程。那么为什么艾灸隐白穴就能够治疗月经过多呢?

在《扁鹊神应针灸玉龙经》中有这样的记载："隐白穴……月经不止，血崩。"《医学纲目》中也提到："妇人下血不止，取隐白五分灸之。"此外，还有很多古代医学著作之中提到了隐白穴具有治疗月经过多的功效。

从中医的角度讲，月经过多，经血淋漓不尽主要是因为冲任不固、脏腑功能不调导致的，应当将补肝、健脾、益肾，以及冲任二脉的调理放在重要位置，而健脾是重中之重。

脾是人体内气血的生化之源，统领着人体诸多经脉上的血液，脾虚而导致的不能摄血，血液的正常循环过程就会受阻，错经妄行，主要症状为月经过多、淋漓不尽。

隐白穴是足太阳脾经上的井穴，具有健脾通血、补中益气之功，因此艾灸隐白穴可以在一定程度上治疗崩漏症。

经过临床实践后发现，艾灸隐白穴能够在很大程度上治疗月经过多、经血淋漓不尽等症，虽然治疗的机制尚不明确，但是疗效显著，因此应用广泛。

朋友听完我的叙述之后从当次月经来潮之时就开始实施此法，只艾灸了三四天，经量就明显减少，连续艾灸两个月，月经延长现象也得到了改善，无论从经量还是从经期长短上都基本恢复到了正常状态，生活和事业也都步入了正轨。

下身瘙痒，用花椒水清洗可改善

小王今年二十多岁，刚刚大学毕业的她却患上了外阴瘙痒症，面试的时候竟然还因为这个病“落了榜”。

原因是这样的，小王在面试的过程中突然下身瘙痒得厉害，此时的她在椅子上坐不住了，可面试官就在眼前，她也不好意思直接触碰瘙痒处，于是在椅子上左摇右摆，听面试官提出的问题也没那么用心了，果然，面试官以“不专心”三个字将她“PASS”掉了。

她来到我的诊所，向我哭诉衷肠，问我有没有什么好一点的办法可以解决这个问题，她年纪轻轻的就要面临这种尴尬实在难受。

我想想，花椒水应该能解决她的难题，于是告诉她回家之后抓上一把花椒放入干净的锅中，倒入200毫升的清水，然后盖好锅盖煮沸，转成小火继续煮10分钟左右即可。等到花椒水的温度降下来之后，就用它清洗患处。

小王按照我交给她的方法清洗了两三天就打电话给我，说这个方法非常管用，第一次清洗之后就觉得舒服很多，现在基本上已经解决了下身瘙痒的问题。

其实，下身瘙痒和白带异常都是女性身上的常见病症，尤其到了夏天，这种症状更为凸显。因为夏季空气潮湿、气温高，女孩穿上紧身内衣，下身就会长期处在高温、潮湿的环境之中，此时细菌、真菌、滴虫等会大量滋生。

作为女孩子，在夏季应当每天洗上一个热水澡，勤换洗内裤，这样才能有效防止外阴瘙痒和白带异常的发生。我告诉她用花椒水来清洗患处，原理就是花椒水具有杀灭滴虫、细菌、消炎止痒之功。

现代药理学研究表明，花椒对6种以上细菌、11种以上真菌均有非常好的抑制作用，并且还发现，只要花椒水的浓度达到3%以上，就能够杀灭导致外因瘙痒的主要诱因——滴虫，和常见的抗滴虫药物——甲硝唑的功效不相上下。

此外，花椒中还含有一种生物碱——花椒生物碱，具有抑制炎症、减轻瘙痒之功，和西药中的止痒药膏功效基本相似。由此可见，花椒既能够抵抗外邪，也可以消炎止痒，因此下身瘙痒，使用花椒水功效显著。

这种方法操作简便，容易取材，在自家厨房中就能够找到，不会像抗瘙痒药膏那样因激素而对身体产生负面作用，也不会像甲硝唑那样对人体脏腑产生伤害，可以说是一种非常接近自然的解决女性尴尬的秘方。

带下病，两种秘方效果佳

带下病指的是带下连绵不绝，量多，有异味，色泽异常，而且伴随着全身症状，常见症状为从阴道中流出白色液体，经血中夹杂着白色液体，淋漓不尽、稀薄如水，称作白带。此外，还有黄带、黑带、赤带、青带等。

女人带下，下身就会散发出难闻气味，很多女性都被带下病困扰，多出现在经期前后或妊娠期，如果白带分泌过量并且带有异味，同时伴随着腰酸腹痛，即为带下病。下面就为女性朋友介绍两种治疗带下病的秘方。

一、白果莲肉粥

具体做法：取白果 6 克，莲肉 15 克，大米 50 克，乌骨鸡 1 只（除去内脏）。制作的时候应当先将白果、莲肉研磨成细末状，之后放入鸡腹之中，将整只鸡放入锅中，倒入淘洗好的大米，加入适量清水，用小火炖煮，吃肉喝汤，每天服用 2 次。坚持服用一段时间症状就能得到改善。

白果性平，味甘、苦、涩，具有敛肺定喘、止带浊、缩小便之功，能够治疗带下白浊、遗尿尿频、痰多咳喘；莲子味甘、微涩，具有补脾止泻、益肾涩精、养心安神之功；乌骨鸡中富含人类必需氨基酸，营养丰富，能够调节人体生理机能，增强机体免疫力。三者一同服用，对于带下病有非常好的治疗效果。

二、向日葵茎

具体做法：取向日葵茎 50 克放入锅中，倒入适量清水煎汁，每天服用 1 剂，坚持服用几天带下病就会消失。

向日葵浑身上下都是宝，向日葵茎具有利尿消炎之功。向日葵茎味甘，性平，无毒，具有平肝祛风、清湿热、消滞气、健脾凉血、止带之功。此方剂意在通过解肝郁、清湿热来达到止带的目的。

这两个方剂应用起来都比较简单，而且见效快，也不会像服用西药那样，虽然这次治好了，但是复发的时候症状更加严重，治愈更难。服用中药意在根治，彻底帮助女性解决长期的困扰。

完带汤，治疗白带有奇效

提到完带汤，就不得不提到傅青主，因为完带汤就是他所发明的。“萧然物外，自得天机，吾不如傅青主。”是明末清初著名学者顾炎武对傅青主的评语。傅青主是梁羽生的武侠名作《七剑下天山》中描述的传奇人物，他是七剑之首，武功卓绝。

其实，历史上的傅青主与《射雕英雄传》中的黄药师颇为相似，是个天才的杂家，一个仙风道骨、飘逸绝伦的人物，也是个至情至性的奇男子、真正的武林高手。但是多数人并不知道，这样一个侠客，竟还是有名的妇科医生。他博通经史百家，工诗文书画、医药，而且在医学上造诣颇高，《傅青主女科》《傅青主男科》皆为他所做。而《傅青主女科》流传最广，是妇科必读之书。

傅氏《女科》将“带下”列于卷首，对白带下、青带下、黄带下、黑带下、赤带下的病因、病机、症状、治法、方药等均有详细论述，而完带汤、加味逍遥散、易黄汤、利火汤、清肝止淋汤等方剂非常受后世的推崇。其中以完带汤和易黄汤在临床运用最为普遍，经久不衰。

具体做法：取白术、山药 50 克，人参 10 克，白芍 25 克，车前子 15 克，苍术 15 克，甘草 5 克，陈皮 2.5 克，黑芥穗 2.5 克，柴胡 3 克一同放入锅中煎汁即可。

方剂之中重用白术和山药，意在强调其补脾祛湿之功，因而可健运脾气，消除湿浊；山药可补肾以固带脉，使带脉起到约束之功，方可止带；人参进而补中益气，能够助白术、山药的补脾之力；苍术燥湿运脾，能够祛湿化浊；白芍柔肝理脾，能够条达肝木以强脾土；车前子可利湿清热，使湿浊从小便排出；陈皮具有理气之功，同时能够保证君药补而不滞，还可行气以化湿；柴胡、芥穗之辛散，与白术配合可以升发脾胃清阳，配合白芍能够疏肝解郁；用甘草调药和中。

将上述药物配伍能够培土抑木，祛湿化浊，使脾气健旺，肝气条达，清阳得升，湿浊得化，则带下自止。

记得有一次，一个小姑娘来到我的诊所，小姑娘看上去非常瘦弱。她告诉我，马上就要参加高考了，学习非常紧张，经常会面临着各种模拟考试，每天疲惫不堪，人也瘦了不少，可这些她都还能接受，最让她愁苦的就是最近几个月她的白带非常多，天天换洗内裤，但是仍然觉得不舒服。

我问小姑娘有没有到医院做妇科检查，她红着脸说没有，觉得难为情。自己买过一些治疗白带的药物，但都是背着同学们服用的，效果也不是很好。

听完她的叙述，我大概了解了她的情况，的确，让一个正值花季的十八岁少女服用妇科药物确实会有些为难。女性的生殖系统比较复杂，很容易感染妇科疾病，可以说，每个女性从来月经开始到终了都会或多或少存在一些妇科病，尤其是生过孩子的女性。我通过望闻问切的方法了解到她的带下为色白，但清稀、无异味，并且小姑娘经常会觉得困倦，再加上学习劳累或生气，白带量就会更大，并且她的舌淡、苔白腻、脉缓，我便大概明了她所出现的问题。

白带是由于脾虚肝郁、湿浊下注所致，所以应当从补脾入手，同时注意疏肝化湿，就这样，我为她开了 3 剂完带汤，用水煎服。

几天后，小姑娘又找到我，说自己的白带恢复正常了，精神也好了很多，我又为小姑娘开了 7 剂汤药以巩固疗效，而且告诉她要少吃生冷食物，多休息，尽量避免生气，用乐观积极的心态来面对生活和学习。

通常情况下，完带汤主要针对的是带下清稀色白症，其他如黄带、清代、黑带等治疗方剂在《傅青主女科》中均有介绍，在这里就不一一详解。

早期乳腺炎，鹿清汤可治愈

导致乳腺炎的原因很多，如乳头畸形、乳头破伤，瘀滞在乳络之中，乳汁太多，乳母疼痛不让婴儿吸尽，进而形成淤乳。受邪毒入侵使得排乳不畅、乳汁积滞，进而形成了乳痈。受邪毒的原因主要有肝郁胃热、肝受毒邪、火毒时疫之邪入侵乳房、素体阳虚等。

乳腺炎的早期，乳汁排液会受影响，乳房中出现结节肿块，出现胀痛、压痛，皮肤微微显红，多出现发烧发冷、厌食便干等症，早期可以使用鹿清汤治疗。

张女士，今年 30 岁，生产后的第 10 天就出现了乳房疼痛、发烧、发冷、全身不适等，在她的右乳房上发现了肿块，婴儿吮吸的过程中母亲会感到疼痛，所以不敢让婴儿吃奶，乳房有强烈的憋胀感。了解到她的病情之后，我为她开了鹿清汤内服，同时外敷大青叶。

鹿清汤的主要成分为鹿角霜 60 克压成细末，大青叶 60 克，一同放入锅中用水煎汁。此汤分成两次服用；5 天之后，乳房肿块已经消失，并且不再有压痛感，之后我又让她服用鹿角霜配少量红糖，每次服用 15 克，每天 2 次，到第 7 天的时候，症状基本消失。

在此方剂之中，鹿角霜味咸、性温，归肝经和肾经，具有温肾助阳、收敛止血之功，适用于肾阳不足、脾胃虚寒、食少便溏、带下、痈疽痰核等；大青叶味苦、大寒、无毒，归肝经、心经和胃经，主要用于治疗热毒发斑、疮痈肿毒、口舌生疮等症。

《本草》中提到，大青叶具有："治瘟疫热毒发狂，风热斑疹，痈疡肿痛，除烦渴，止鼻衄、吐血，杀疳蚀、金疮箭毒。凡以热兼毒者，皆宜蓝叶捣汁用之。"

由此也能看出大青叶治疗乳腺炎之功。服用此方剂 1 剂，能够退热消肿，服用三剂即可去根，同时配合大青叶外敷，内外兼施，效果更佳。

化脓期、破溃期乳腺炎，快试试这些秘方吧

乳腺炎为常见的女性外科疾病，多发生在中老年妇女身上，威胁着女性生命健康，应当时刻重视乳房疾病的发生、发展以及治疗。

一、化脓期

乳腺炎发生在产后三四天，患处疼痛、压痛严重，皮肤潮红、腋下淋巴结肿大，并且乳房局部出现肿块，有的时候呈现出刺激性跳痛，用手按压肿块，会出现明显的波动感，患侧的乳房比较大。脓肿较深的话，按压

的过程中不会有显著波动，即为中医所说的乳疽，下面介绍几种秘方，对于乳腺炎化脓有很好的治疗效果。

先来为化脓期乳腺炎患者介绍一下透脓汤：取蒲公英 200 克，二花 120 克，当归 24 克，生地 20 克，一同放入清水中浸泡两个小时，然后用小火煎煮。煎得的汁液分成三次内服，药渣再倒入适量清水开大火煎煮，用煎煮好的药液冷敷患炎症的乳房。如果两天之内脓肿能够消除一半，则继续内服外敷，如果脓肿波动明显，则应及时到外科医院就诊，排脓之后进行破溃期治疗。

二、破溃期

等到乳腺炎发展到一定时间的时候，就会积累大量脓液，甚至出现破口，用刀切开之后，流出的是黏稠的黄脓，则说明生脓的位置表浅；如果溃后脓汁先稠后稀，则说明溃孔较深，乳汁从脓腔中排出，久治不合，就说明是乳漏，可以分阶段依次使用以下几种秘方治疗。

1. 排脓解毒汤

取二花 100 克，蒲公英 60 克，黄芪 30 克，当归 15 克，白蔹 20 克，赤芍 30 克，乳香 12 克，没药 12 克，一同放入冷水中浸泡一个小时（乳香、没药除外），然后用小火煎煮一个小时左右，每天服用 1 剂，每剂可分成两次服用。此方能够帮助患者排出体内脓液。

2. 升丹

取煅石膏 27 克，升丹 3 克，将这两味药一同研磨成细末，然后将药粉掺到乳房脓腔之中，通过外敷治疗乳腺炎溃破。

3. 橡皮生肌散

取橡皮 20 克，珍珠母 30 克，儿茶 30 克，乳香 30 克，然后按处方炮制，按照计量配齐后研成细末，过筛，装瓶备用，可以直接将药粉撒在溃口和瘘管处。但是要注意，如果余毒未尽，不能使用此方。

4. 坤丹膏

取熟石膏 27 克，升丹 3 克，东丹 4.5 克。先将凡士林烊化，之后将石膏、升丹、东丹都调入凡士林中，将调好的药膏均匀地铺在纱布上面，然后贴到溃烂的地方。此方剂能够防腐生肌。

5. 回春药烟

取附子 3 克，肉桂 3 克，干姜 6 克，黄芪 15 克，人参 3 克，白芥子 30 克，白蔹 15 克，艾叶 30 克，混合均匀后研成细末，然后用草纸卷成药卷，点燃，熏在疮口处。此方剂能够排毒生肌。

急性乳腺炎，外敷芒硝、大黄

急性乳腺炎多为葡萄球菌引起的急性化脓性感染，主要症状为乳房胀痛、畏寒、发热，局部红肿、热、痛，用手按能够触摸到硬块。白细胞数量急剧上升，多数乳头有损伤，皲裂、积乳病史。此病通常发生在产后 1 ~ 2 个月内哺乳期女性身上。病菌通常从乳头破口或皲裂的地方侵入，或是直接感染。

到医院就诊，医生无非是开些青霉素、头孢之类的抗生素类药物，但是很多人对抗生素类药物过敏，下面就为大家介绍一种外敷而又不会导致过敏的方法。

中药中的芒硝和大黄就能够解外毒、散淤积。其中，芒硝为散结好手，大黄能够泻炎解毒，能够抑制细菌中蛋白质、核酸的合成，进而抑制金黄色葡萄球菌活性，达到杀菌的目的。

具体做法：芒硝 60 克，大黄 30 克，将两味中药研成细末之后放到干净的薄布口袋中，封好口，之后将口袋外敷乳房肿块上，面积要比肿块大些，之后带上胸罩固定即可。

芒硝，味咸苦，苦可以泻热，咸可以软坚，将两味药配合在一起，刚好一个解毒，一个散积。如果乳腺炎已经化脓，表现出明显热症，应当及时接受抗生素或引流排脓治疗才可以。

通常情况下，芒硝大黄每天要外敷 6 小时，时间越长，效果越好，每天更换一次药剂。提醒大家注意，如果是哺乳期的女性患者，治疗期间不能喂奶，并且每天坚持按摩乳房，尽量将奶挤净。由于此病和乳汁淤积有关，因此产妇应当及时排空乳汁，防止细菌增殖，引发或加重急性乳腺炎。

每天坚持使用这个秘方，几天的工夫就能见效，坚持不懈，急性乳腺炎就能够被治愈，非常适合对青霉素过敏的女性患者使用。

经期乳房胀痛，面团盖乳房可缓解

多数女性月经前一周都会出现乳房胀痛，并且伴随着腰部酸痛。月经过后，疼痛感会慢慢减轻，甚至消失。通常这种现象为公认的正常生理现象，多数人并不放在心上。

乳房胀痛多发生在经前 2 ~ 7 天，经前 2 ~ 3 天达到高峰，月经期间疼痛就会消失。但是有些女患者从排卵期就开始乳房胀痛，直到经期来临疼痛才慢慢消失。乳房胀痛的程度在不同人身上也是不同的，多数人伴随着胀、痛、痒之感，痛得严重的甚至不能碰衣服，并且伴随着烦躁易怒、失眠多梦等症。

出现乳房胀痛可以先到医院检查一下有没有乳腺增生，如果没有，可以尝试使用这种方法减轻乳房胀痛。

具体做法：取面粉 500 克，酵母 50 克，一同放入面盆中，倒入适量清水，揉成面团，之后将揉好的面团分成两份，做成薄厚、面积适宜的片状，之后将整个面片覆盖在乳房上，面片的中间要掏个小孔，露出乳头，最后戴上乳罩就可以了。要过几个小时才能取下。

这种方法适用于乳房胀痛时使用，能够减轻乳房胀痛感，可以在经期来临前 3 ～ 7 天使用，每天使用 1 次。

现代医学研究证明，经期乳房胀痛是由于女性体内雌激素升高，黄体酮分泌量下降，雌激素和孕激素的比例严重失衡，催乳素升高所致。在这些激素作用下，乳腺管周围会出现水肿，压迫神经，引发疼痛。

生面团法属于热疗法的范畴，面团发酵的过程中会产生热量，进行局部热疗，促进局部血液循环。此外，临床发现，经前摄入维生素 B6 能够减轻经期乳房胀痛，而面团本身富含维生素 B6，所以月经前期使用该法能够促进局部血液循环，防止过度水肿，还能够预防经期乳房胀痛。这种方法适合经期乳房胀痛不严重的患者。

中医认为，经期乳房胀痛和肝郁有着密切关系：乳头属肝，乳房属胃，肝气郁结就会反胃，肝郁胃阻，在经络上面反映于乳房，就导致了乳房胀痛。所以，由肝论治疗乳房胀痛为最佳方法。药店销售的逍遥丸就是疏肝理气的名方，直接到药店去购买就可以了。

经期乳房胀痛容易发生在精神紧张、易焦虑的女性身上。从中医的角度解释为肝气郁结引发的乳房不适。所以，对于经期乳房胀痛的女性来说，秘方治疗固然重要，但是心情的调节更为重要，有个好心情，你才能“百毒不侵”。

仙人掌治疗乳腺炎，效果相当好

现在的人越老越“娇气”，经常患病不说，而且一得病就赶忙去医院，越来越依赖医生，忽视了自身免疫力，以及自我治疗的过程。

说起仙人掌，大家一定不陌生，因为很多人都在危急的关头使用过它。割破了手指，可以削下一片仙人掌，敷到伤口上，没过多久，伤口就能愈合。蚊虫叮咬处用仙人掌汁涂抹效果也是非常好的。

仙人掌不但可以治疗外伤，对于乳腺炎也有非常好的治疗效果。乳腺炎为哺乳期女性常见病，具体症状在上面的章节之中已经提到。如果乳腺炎处在初期阶段，也就是说肿块不大，疼痛感不是很强烈，只是胀痛，通过按摩就能够缓解疼痛，并且没有流脓现象，可以用仙人掌外敷的秘方。

具体做法：摘下一些仙人掌，约 100 ~ 150 克，一定要选择仙人掌新鲜、多汁的部分，然后慢慢地剥掉仙人掌的外皮，将其切成小块状，再捣成泥状，加入适量蛋清，混合均匀，倒在纱布上面，敷到乳房患处，用胶布固定。每天换 1 ~ 2 次药，连续敷 4 ~ 6 天就可以了。但是要提醒大家注意一点，每次敷药之前应先将乳汁吸干净，同时配合局部按摩，尽量将乳汁排空。

此方剂中的仙人掌具有消炎、止痛之功，同时富含类似抗生素的天然成分，蛋清中同样含有抗菌功效较强的溶菌酶，二者联合使用，就能够达到治疗乳腺炎的目的。

如果属于乳腺炎初期症状，坚持使用此法一个星期，就能够治愈乳腺炎。还要强调一点，如果已经属于乳腺炎晚期，身体出现发热现象，腋下淋巴结肿大，一定要使用抗生素类药物才能够确保疗效。

在家中养上一盆仙人掌，就如同将“药包”摆在了枕头边上，蚊虫叮咬、小处割伤、乳腺炎等都不用着急，仙人掌一同解决！

更年期综合征，常吃豆腐可防治

更年期就是指女性由生育期向老年期过渡的阶段，为卵巢功能趋于衰退的时期。从 40 岁开始，历时 10 ~ 20 年，绝经为其标志。在这个阶段，由于激素分泌量减少，会出现以自主神经功能失调为主的症候群——更年期综合征。

此病的主要症状为月经紊乱；阵发性潮热、出汗、头痛、头晕、心悸、胸闷、恶心；注意力不集中，易怒，失眠多梦，精神抑郁；乳房下垂或萎缩；尿频、尿失禁；容易骨质疏松，还可能伴随着腰背酸痛，容易发生骨折。

我的邻居是 50 多岁的阿姨，一天，她到我这里闲谈，无意中说出了自己最近的状态：“现在我的身体状况越来越不好了，而且经常发热、心慌、出汗，动不动就头晕目眩、头痛、四肢麻木、烦躁不安，你说像我这种症状，能不能开方治疗啊？”

听她的叙述，很明显，这就是“更年期综合征”所表现出来的一系列症状。女人到了更年期，卵巢功能会逐渐衰退，性激素的分泌也会减少，这个减少的过程非常缓慢，约 1/3 的女性适应能力较强，可以接受这个激素分泌量减少的过程，而部分女性却会在这个过程中出现各种不适症。

治疗更年期综合征的方法并不难，只要将雌激素的水平提升上去就可以了。最简便的方法就是吃豆制品。因为豆制品中含有一种叫大豆异黄酮的成分，它是一种激素，但是疗效相对慢些，要连续吃上几个月的豆制品才能见效。

阿姨却觉得吃上几个月是小事，只要能解决她这一大堆的小毛病就可以。于是，从那天开始，阿姨每天早上起来喝豆浆或吃豆腐脑，中午做一些豆制品菜肴，如豆芽、豆腐等。连续吃了三个月之后，阿姨跟我说，那些让她发愁的小毛病真的都不见了，看到阿姨一身轻松的快乐模样，我也非常开心。

研究表明，所有豆制品中，大豆异黄酮的含量排序为豆水 > 豆腐 > 豆粕 > 豆芽 > 大豆 > 豆豉 > 豆浆 > 豆渣，但是没有人会食用豆水，因此，豆腐可谓我们生活中能够充分为人体补充大豆异黄酮的食物。更年期的女性日常应当多食豆腐，更年期不适才能一扫而光。

甘麦大枣汤，更年期女性的必备饮品

一次，一个四十多岁的男人打电话到诊所，说自己的老婆原来温柔贤淑，脾气很好，但是最近不知为什么，动不动就发脾气，前几天陪客户回家晚了一会儿，她就一脸的不高兴，早早地把自己关在屋里不说话。

他说自己跟老婆风风雨雨走了这么多年，老婆从来没有像现在这样敏感过，有时候两个人只不过说上几句话不投机，老婆就会坐在一旁哭个没完，他还要在一旁左劝右劝，每天的工作都非常繁忙，回家之后还要哄老婆，自己实在是疲惫不堪，问我有没有办法让她老婆恢复到从前的模样。

我听到他的叙述，心里大概有了数，很明显，他老婆这是更年期综合征的表现，但是具体情况还要当面诊断一下，于是我们约好周六在我的诊所见面。

周六的时候，他带着自己的老婆来到我的诊所，女人面无表情，神情焦虑，仔细询问才知道，女人最近的血压不稳定，而且有几个月没来月经了，上个月来了一次，量特别大，还把床单弄脏了，她后来自己还去医院检查了。

听她这么一说，我可以确定女人就是在闹更年期，于是嘱咐她的丈夫一定要多体贴她，多关心她，千万不能火上浇油，不然对她的精神也会有影响。

我告诉那位男士，像他老婆这样年龄快50岁的中年妇女，即将要闭经了，就会导致卵巢功能衰退、雌激素分泌减少，从而引起自主神经系统的功能失调。像她这样疑神疑鬼、动不动就喜欢哭、血压忽高忽低、紧张、忧郁等症状，都是更年期综合征的表现。如果我没有猜错的话，女人应该还有胸闷气短、眩晕等症状。

听我这么一说，男士想了起来，没错，他老婆最近经常说自己头晕。我为她开了个方剂——甘麦大枣汤，取淮小麦30克，甘草9克，大枣5枚用水煎服，每天一剂，一周为一疗程，这些症状就会逐渐消失。

甘麦大枣汤原载于《金匮要略》，为汉代张仲景所创，专治像这位女性出现的“脏躁”而设。方剂之中的淮小麦果实性平、味甘，入心经，具有养心安神之功，用其和肝阴之热，而养心液，具有消烦利溲止汗之功，是君药。甘草泻心火、和胃，是臣药。大枣调胃，利其上壅之燥，起辅佐之功，能够很好地治疗更年期综合征，且无毒性反应，安全有效。

《金匮要略》中说“脏躁”即内脏功能亢奋。亢奋主要是阴血亏虚，营养不继，导致脏腑机能强行调动起来，以作维持。这种病态亢奋会导致心烦、易怒、失眠多梦等症，这类女性动不动就唉声叹气、想哭。这种状况在上班族中很常见，男性好些，女性特别多。上班族通常劳心费力，伤精耗血，阴血既亏，肝失所养，导致肝气郁结、情绪失常，再加上工作压力大，人事复杂，心阴暗耗，情志难舒，症状会越来越重。

上班族服用此方应当稍微变化一下，构成药材：炙甘草 10 克，浮小麦 30 克，大枣 10 枚，当归 15 克，女贞子 10 克，郁金 10 克，川楝子 10 克，一天 2 剂，一周为一疗程。此方之中，甘草补中；浮小麦补心气；大枣、当归补血；女贞子补肝肾；郁金、川楝子舒肝气。此方可治疗阴血亏虚导致的失眠、易怒、情绪低落等症，见效很快。

两个方剂中，一个用的是浮小麦，一个用的是淮小麦。淮小麦指的是江淮地区生产的颗粒饱满的小麦，具有养心宁神之功，阴虚夜间盗汗严重时，用小麦未成熟的干瘪果实“浮小麦”取代，除了能够益气除热，还可敛汗、止汗。

但是要注意，此方剂能助湿生痰，因此体内有痰的患者不宜服用，否则无异于火上浇油。通常，舌苔厚腻，自觉口中黏腻者即为痰湿体质，不能服用此方。

服药半个月之后，男士打来电话，说妻子的情绪缓和多了，又像以前那样温柔贤惠了。

第八章　孕期秘方

无微不至养好胎儿，健健康康做好妈妈

产后身痛，两款膳食能治疗

产后身痛指的是产褥期间肢体关节疼痛、痛楚、麻木、重感者，此病多出现在产后。诱因为分娩失血、耗伤精力、百脉空虚、易患身痛等，还与血虚、肾虚、血瘀、感受外邪等均有一定的关系。

一天，一位女士来到诊所，约二十七八岁的模样，却看起来很不精神，说话有气无力、面色发黄、没有光泽。为她号脉，却发现她的脉象细弱无力。

王女士告诉我，她三个月前生下了一个健康的宝宝，全家人都非常开心，可她却受了不少的罪，生产的过程中失血过多，产后身体非常虚弱，稍微活动就会大汗淋漓。

在产后的第一个月，她就染上了重感冒，全身的关节都非常酸痛，当时她也没多想，以为就是感冒引起的，等过几天感冒好了，酸痛现象自然就消失了。没想到，这感冒一下子就持续了一个月，让她备受煎熬。她老公带着她去医院看病，因为各项指标正常，大夫只给她开了些止痛药，可这药片就像是“顶药”，吃下去就好转一点，停药之后疼痛依旧，没办法，她找到我，希望能够通过中医方剂缓解产后身痛。

听完她的叙述，我的心里也有了数，于是我告诉她，可以试试加味当归生姜羊肉汤，简单有效，也不会影响宝宝身体健康。

具体做法：取当归 20 克，鲜羊肉 500 克，黄芪 30 克，白芍药 20 克，桂枝 10 克，大枣 50 ~ 100 克。将羊肉清洗干净后切成片状，然后和大枣一同放入锅中，倒入适量清水，开大火煮沸，然后小火继续熬煮半小时后加入生姜片，用纱布包裹各种药材，放入锅中，继续小火煎煮 1 小时，加入适量调味料即可。吃肉喝汤，每天吃 1 次，每 10 天为一个疗程。

从这位女士的叙述中，不难发现，她所表现出来的产后身痛是由于产后体虚，风寒乘虚而入，痹阻脉络所致，治疗的过程中应当将补血益气、温经散寒、通络止痛放在首位。此方剂之中，羊肉、黄芪和大枣都是补益佳品，而桂枝、当归具有温通血脉、活血补血之功，配合白芍药的调和，非常适合产后身痛患者食用。

也可以用全鸡来代替羊肉，将上述中药材包裹在纱布之中，然后放入鸡腹，将整只鸡放入锅中，倒入适量清水，先开大火煮沸，然后转成小火继续炖煮 1 个小时左右，喝汤吃肉。

两款膳食治疗产后身痛的效果相差无几，交替食用，还可以避免经常食用一种肉类觉得乏味。这位女士按照我告诉她的方剂回家连续服用了一个星期，疼痛几乎全部消失，整个人的气色也好了很多，看起来精神头十足，走起路来也不再三步一尺，不再走一步出大量虚汗了。

妊娠剧烈呕吐，夏茯苓黄芩粥可改善

妊娠呕吐通常发生在妊娠早期到 16 周之间，以恶心呕吐频繁为主要症状，多出现在年轻的初孕妇身上。通常，停经 6 周左右开始发生早孕反应，症状会慢慢加重，直到频繁呕吐，甚至不能进食。

中医称妊娠呕吐为“恶阻”，直到现在，妊娠呕吐的原因仍未被弄清楚，可能与相关激素急剧增高或高水平有关，如雌激素、孕激素、瘦激素、胎盘生长激素等。通常情况下，妊娠呕吐被认为和激素增高有关，但症状的轻重与其并不呈正相关。

虽然妊娠呕吐能够在怀孕三个月之后慢慢消失，但是对于个别孕妇来说，却会持续到分娩结束，甚至呕吐得不能进食。那有没有办法能够减轻这类孕妈妈的痛苦呢？下面就来为孕妈妈介绍一款食疗秘方，简单而有效，那就是姜夏茯苓黄芩粥。

此粥的做法非常简单，取姜制半夏 5 克，然后取生姜、茯苓各 15 克，糯米 50 克，将三味药一同放入锅中加水煎煮至沸腾，然后转成小火继续熬煮 20 分钟左右，之后将药汁和糯米一同放入锅中熬粥，每天服用此粥一次即可，效果不显著可以再加入黄芩 15 克一同熬煮。

在这道药膳之中，半夏和生姜都是治疗呕吐的重要药物，二者搭配食用，治疗呕吐的效果会更好。现代医学研究证明，生姜能够抑制胃肠蠕动，松弛胃肠肌肉，进而缓解反胃、恶心等症；半夏可以止呕，因为半夏能够激活迷走神经活动；茯苓能够调理脾胃、凝心安神，并且半夏中含有一种叫“三萜化合物”的成分，具有止呕之功。

通过上述介绍，大家也能够看出姜夏茯苓黄芩粥止呕功效是非常好的，但是要注意，方剂之中的半夏一定要是炮制过的，因为生半夏有小毒，炮制过后毒性就非常小了。

中医学中有句古话“半夏畏生姜”，意思就是说半夏和生姜在一起，生姜能够克服半夏的毒性。本方剂中，生姜是半夏的三倍，能够充分克服半夏毒性，孕妇食用起来比较安全。而且，现代药理学研究发现，半夏并不会对胎儿的生长发育产生负面影响，更加肯定了半夏治疗妊娠呕吐是非常安全的。

再来介绍一下药方之中的黄芩，黄芩具有清胃火和上焦之火的功效，现代研究发现，孕妇剧烈呕吐和胃幽门螺杆菌感染有着密切关系，而黄芩刚好具有杀灭幽门螺杆菌之功，黄芩不仅没有副作用，还能够安胎，因此非常适合妊娠期呕吐的孕妇服用。

还要孕妇们注意，不能因为妊娠期呕吐而拒绝吃食物，因为不吃东西不但不能减轻妊娠呕吐，还可能会导致孕妇营养不良，进而影响胎儿吸收营养物质。反之，少食多餐，还能够减缓妊娠呕吐。同时，孕妇的家人应当多开导孕妇，让孕妇有个好心情，以缓解妊娠呕吐。

习惯性流产，水煮花生根延后代

习惯性流产就是指自然流产三次及三次以上，通常每天发生流产在同一个妊娠月份。近些年来，复发性流产取代了习惯性流产，因此两次及两次以上被称作自然流产。

通常，中医上将流产现象称作“滑胎”，导致习惯性流产的原因有很多，如黄体功能不全、甲状腺功能低下、先天性子宫畸形、子宫肌瘤、染色体异常、自身免疫等。

一次，一位二十七八岁的女士来到我的诊所，对我说她去年流过产，没想到今年怀孕第二个月的时候又流产了，之后她连续到医院打了两个月的针，每天补充孕激素，痛苦不堪，想问问我有没有不用打针也能够解决习惯性流产的方剂。

考虑到她是因为孕激素不足导致的流产，还是应当从补充孕激素入手，便给她推荐了一个秘方——花生根煎水。

取 50 ~ 100 克新鲜的花生根，或者取 25 ~ 50 克晒干的花生根，放入干净的容器之中用水煎服。每天喝 1 次，直到将孩子生出为止。

此方剂很早以前就在民间流传，但以前多被神婆宣传，认为由于花生名字有“开花又生果”的含义，花生根集中了花生之精气，煎汁后饮用，能够将花生中的精气充分吸收，进而达到治疗习惯性流产的目的。

但是这种解释没有科学依据。现代医学研究发现，花生中含有一种叫“白藜芦醇”的成分，能够抗血栓形成、降低血压黏稠度。花生根中的“白藜芦醇”含量超过了花生其他部位十倍甚至百倍，因此，服用花生根汁相当于服用阿司匹林、肝素等药物，自然可以治疗习惯性流产。

但是要注意，这个秘方并不是什么原因导致的习惯性流产都能够治疗，此方剂针对“抗磷脂综合征”导致的习惯性流产效果较好。

“抗磷脂综合征”特点为：在患者的血液之中能够检测到“抗磷脂抗体”，患者的血液会变得黏稠，胎盘处的微血管会出现血栓，如此，供给胎盘的血液便会发生阻塞，胎盘就会缺乏气血的滋养，胎儿也就没有了营养来源，不能顺利生长，也就出现了流产。

通过服用阿司匹林就可以降低血液黏稠度，防止胎盘微细毛血管发生血栓，保证胎盘内气血供应的畅通。除此之外，还可服用“肝素”，能够增强药物抗血栓、抗血液黏稠功效，进而确保疗效。

恶露不止，蒲公英泡茶可除尽

恶露不止指的是女性产后恶露持续20天以上仍旧淋漓不尽，导致产后恶露不止的原因有冲任为病、气血运行失常。

通常情况下，恶露在一周左右会停止，可有些孕妇甚至会持续两三个月仍旧恶露不止，恶露呈淡红色、白色或淡黄色。

去医院看此症，大夫多会给病人推荐抗生素类药物，甚至会让患者做清宫术，这对女性身体来说伤害是比较大的。下面为此类患者推荐一个小秘方，简单又有效。

具体做法：取出蒲公英 30 克放在干净的杯子中，用热水冲泡后服用，每天喝 2 ～ 3 次，每 10 天为一个疗程，大约服用一个疗程之后恶露就会消失，服用两个疗程疾病就能够被治愈。

通常情况下，恶露不止和细菌感染有密切关系，生子之后，女性的身体会变得脆弱，受到很大的伤害：胎盘剥落会导致子宫伤口创面；胎儿娩出过程很可能会导致子宫颈口撕裂、会阴撕裂；剖腹产会大伤女性元气……

这些创面都会为细菌感染提供入侵途径，使得子宫久久不能修复，导致血液、细菌、黏液等不断从阴道排出，形成恶露不止。

此方剂之中，蒲公英味道甘苦，性寒，无毒。内含蒲公英甾醇、普通英素、蒲公英苦素等成分，古代医籍上记载蒲公英具有清热解毒、消肿散结、利尿通淋之功。现代药理学研究证明，蒲公英的抗菌消炎功效很强，在妇科患者中经常会应用到。在治疗急性乳腺炎、盆腔炎、输卵管炎、阴道炎的中药方剂之中加有蒲公英这味药。

虽然现在医学比较发达，为了防止感染，促进子宫修复，经常会给产妇注射抗生素类药物。但是抗生素的滥用却为现在严重的耐药性提供了条件。因此，即使生产过后产妇应用了抗生素，也还是很有可能出现恶露不止，使用蒲公英却不会产生什么毒副作用，也不会增强细菌耐药性，同时具有一定的疏通乳腺管、促进乳腺分泌的作用，非常适合产后妇女。

流产后流血不止，柿叶止血又抗菌

如今，很多年轻男女由于没有做好防范措施而意外怀孕；还有很多学生，由于缺乏良性知识，十六七岁怀孕的比比皆是，因此，到各大医院都能够看到一群年轻的面孔愁眉不展，等待着人流。

通常情况下，妊娠3个月内，胎儿还没有成形，此时将“血团”打掉的过程称作堕胎；而在三个月后，胎儿已经形成的情况下打下来，或是自然流产的过程，都称作“小产”。

一天，一对附近某高中的学生找到我，男孩拉着女孩，女孩儿愁眉不展。原来，两个孩子偷跑出学校，由于缺乏两性意识，女孩竟然怀了孕。由于不敢告诉家里面，男孩带着女孩偷偷地到私人诊所做了人工流产，这一做不要紧，女孩儿的下身一直有出血的现象，女孩现在是学也上不好，家也不敢回，一天到晚头晕眼花，面色苍白，别说听课了，就是在座位上坐几个小时都会有种要晕倒的感觉，在诊所里开了些药，也没有什么效果。

我虽然不看好现代人的行事原则，但是已经到了这步，医者的本分，还是要帮他们一把的，我给小姑娘开了一个小秘方：选择自然掉落下来的柿子叶，清洗干净后晾干，然后研成细末，每次取出3～5克用水吞服即可，每天服用2～3次，一个星期为一个疗程。

在中医看来，通过药物流产之后，如果阴道长时间流血不止，主要是由于宫内残留的瘀血没有清理干净。从现代研究的角度说，导致此现象的原因主要有两个：一是子宫收缩乏力，使得绒毛等组织残留，久久不能排出；二是细菌感染。柿子叶味苦，性寒，无毒。在古代文献之中就有记载，柿子叶能增强子宫肌肉兴奋性、子宫平滑肌和子宫血管收缩，增强血液凝固机能。除此之外，柿子叶的抗菌、抗感染功效也是非常好了，因此大家也就明白为什么柿子叶能够用于药物流产之后出现的子宫出血了。

为两个孩子介绍完治疗此病的小秘方，我又给他们上了一堂“政治课”，告诉他们要将自己的情况告诉家里人，不能擅自做主，尤其对于男孩来说，更要懂得担当。两个孩子听到我的劝说之后，主动回家承认了错误，女孩休学在家，安心地养着身体，按照我教给她的小秘方服着药。

一个星期之后，两个孩子又找到了我，千恩万谢说我不但帮助女孩治愈了疾病，也让他们懂得了什么该做，什么不该做，以及什么叫责任和担当。我自然非常开心，帮助两个孩子解决了一个大难题。

在这里还要提醒大家注意一点，流产过后的女性一定要注意休息，不能流产过后该干什么干什么，同时注意营养的调理，这样才有利于子宫的修复。尤其不能刚刚经历流产就与异性同房，毫无顾忌，这种做法对于女性的身体伤害是比较大的。

妊娠期感冒，黄芩安全又有效

妊娠期的女性可以说是非常辛苦的，这不能吃，那不能吃，还要伴随着恶心、便秘等，并且得了病也要忍耐着，因为很多药物都是孕妇禁服的。

实际上，不仅孕妇痛苦，就连医生在治疗这类女性所患疾病的时候也感到非常棘手，担心用药不当会给孕妇和胎儿带来不必要的伤害。

妊娠期间，孕妇最容易患的就是感冒，而很多用于治疗感冒的药物对孕妇和胎儿都可能会造成一定的伤害，而且在看用药说明的时候，经常会读到“孕妇慎用”、“孕妇忌用”之类的字样，吓得用也不敢用，感冒只能挺着。

可是感冒虽小，却能够发展为其他疾病，使得身体状况更加糟糕，对胎儿的伤害也会更大，这可怎么办啊？下面就为妊娠期的女性介绍一种治疗感冒的良方，既不会对孕妇本身和胎儿造成伤害，同时能够控制病情。

取黄芩 15 ~ 20 克放入锅中，倒入两碗水，然后用小火煎煮至剩下一碗后服用，每天早晚各服用一次即可。如果嫌味苦，难以下咽，可以调入适量糖，3 ~ 5 天为一个疗程。

黄芩具有清热泻火之功，能够治疗感冒。现代研究也已经证实黄芩确实具有抑制或杀灭病毒、细菌的功效。除此之外，黄芩对胎儿也是没有伤害的，甚至具有一定的安胎、保胎之功。

有些妊娠期女性会说：“吃生姜不就可以了吗？”生姜对于胎儿也没有伤害，或者直接熬姜汤都是非常方便的。

没错，熬姜汤治疗妊娠期感冒也不是不可以，但是姜汤只能治疗普通的感冒，对于发热性感冒疗效并不显著，而很多女性都有这样的经历，怀孕的时候出现的感冒症状多为发热性感冒，使用黄芩效果才更是“对症下药”。

此外，如果是没有伴随着发热的感冒，每天喝些葱姜茶或是姜蒜茶都能够达到祛寒、抗感冒的目的，效果俱佳，又安全、易操作。

不孕莫急，芍药甘草汤带给你“好孕”

不孕就是指过着正常的性生活，没有采取任何避孕措施却仍旧没能怀孕的现象。现在，不孕症正呈现上升趋势。出现不孕与晚婚晚育、人工流产、性疾病传播等因素有一定的关系。如果夫妻性生活正常，也没有采取避孕措施，两年之内从未怀过孕，则说明患有不孕症。

我的一个朋友，结婚三年都没有“动静”，他的老公是三代单传，到了这一代仍旧未出，家里的婆婆整天怨声不断，老公对她也越来越冷淡，她曾经怀疑老公有问题，两个人到医院一检查，才发现老公身体正常，而她患有高催乳素血症，很可能是此病导致的不孕。

而高催乳素血症是多种原因导致的。当我们血清里面的催乳素 PRL 含量超出 1000Miu/L 时，人体就会内分泌紊乱，出现经量减少、闭经、溢乳、无排卵、不孕等。

检查结果出来以后，朋友赶忙找到我，问我有没有办法帮她解决不孕难题，我一看是高催乳素血症导致的不孕，心里也就有了数。

治疗高催乳素不孕的药物很多，下面就为大家介绍一种简单、有效的中药调理方剂。将白芍和炙甘草分别打粉，之后每天取白芍 30 ~ 40 克，炙甘草 10 克，然后用水分成两次冲服，每三个月为一个疗程。

此方剂之中起主要作用的为白芍药，现代药理学研究显示，芍药甙为方剂之中的有效成分，进入人体之后能够作用到垂体，调节人体内分泌，降低血液催乳素水平，治愈不孕症。

但是要注意一点，白芍药虽然可以治疗不孕症，但是却不能产后服用，因为产后妈妈体内需要大量催乳素刺激奶水的生成，而白芍药却会降低人体内催乳素水平，使得女性奶水量减少，甚至绝奶。因此，产后一定不能服用白芍药。

朋友听我介绍完方剂及功效之后，赶忙回家熬药，坚持服用这个小秘方，没想到没过半年，家里就有了喜讯，婆婆不再整日唠叨她，老公也温情多了。

此外，还要提醒大家，芍药甘草汤虽然能够治疗不孕症，但仅适用于高催乳素血症导致的不孕，不孕症的诱因很多，应当到医院查明原因之后有针对性地治疗效果才显著。

寿胎丸，补肾安胎的良方

我认识一个生意场上的老板，已经年近 50，却仍然没有孩子，前几年为了生意而不断打拼，并没有想到要孩子，之后妻子千辛万苦怀了孕，却又不幸流产。前几天，他突然打电话给我，问我有没有什么效果好一些的保胎药，她的老婆已经再次怀孕了，如果这次再流产，像他们这样的年纪，很可能再也不能生养了。仔细询问之后我才知道，他老婆已经怀孕三个月了，而且在此之前，他的老婆流过三次产。

“封闭抗体下降、排异导致堕胎”这句话可能很多人听说过，却并不太明白其中的真正含义。道理很简单，正常妊娠胚胎基因一半来自母方，一半来自父方，胚胎在母体妊娠的过程中如同器官的移植，按照免疫反应会引发母体排斥反应，多数妇女可以成功孕育胚胎，主要是因为母体妊娠的过程中，胚胎能够刺激母体产生封闭抗体，以保护胚胎免疫，排除伤害，如果封闭抗体减少，母体免疫系统就会攻击胎儿，引发流产。

中医认为，导致流产的原因主要为母体脏腑虚弱，气血失调，进而导致胎元不固，与肾气的盛衰，脾胃的滋养，血热、血瘀等均有一定关系。肾掌管着生殖，女子肾脏系于胎，肾气为母之真气，子之所系也。一旦肾气亏损，胎元的固摄就会成问题，也就会导致流产。中医认为，肾是先天之本，主生殖；脾是后天之本，主气血生化，所以益肾健脾是安胎的根本。

寿胎丸，为清代名医张锡纯研发的药方，是妇科医生常用补肾安胎良方，主要组成药材为菟丝子、桑寄生、川断、阿胶。

在该方剂之中，菟丝子具有补肾养精、益阴固阳之功；桑寄生、川断具有固肾强腰系胎、止痛之功；阿胶具有滋阴养血、止血之功；四味药物配伍，不温不寒，补而不滞，临床还会添加益气健脾之品，先后天同补，气血得生，胎元得固，也就达到了保胎养胎的目的。

阿胶为滋阴润燥、补血止血的佳品。女人的一生都需要养血，血对于女人来说弥足珍贵。女性因为周期性失血的生理特点与血结下了不解之缘。伴随女人一生的经、孕、产、乳等生理过程都和血有着密切的关系。所以，中医上一直都有“女人以血为本，以血为用”，“妇女以养血为本”等观点。

十月怀胎的过程，母体需要足量的血液滋养，胎儿需要依靠母体血供养，所以孕妇普遍易贫血，容易出现厌食、头晕目眩、气短神疲、面色苍白等症。现代医学研究证明，阿胶能够促进红细胞和血红蛋白生成，能够显著抗贫血、止血，同时改善人体内钙平衡，促进钙吸收，增加血清钙。

寿胎丸中另一味药材为川断，其主要功效为“补肝，强筋骨，止血，安胎”。此方剂中的药物配伍非常完美，用它来保胎、安胎，能够挽救很多人的生命，为家庭增添欢乐。

那个生意人听了我的解释之后按照我开出的方剂回家为他的妻子熬药，连续吃了两个月后，胎像稳固，等到四个月之后，一个健康、活泼、可爱的宝宝降生了。

四物汤，补血益气的产后汤

前几天，张大妈突然跑到诊所，说她的女儿生完孩子出院之后身体虚弱、四肢无力，问我有没有什么方剂能够改善她的虚弱症状。

我告诉她，这个时候千万不能让她的女儿吃大量补品，因为中医有“虚不受补”之说，此时吃大量补品只会加重胃肠负担。况且女性刚生过孩子，身体中的毒素尚未排尽，急于进补，毒素就会淤积在体内，导致各种疾病。

张大妈一听此话，顿时焦急万分，不知如何是好。我告诉她，不用着急，产妇进补之前一定要将体内毒素清理干净，取 10 ~ 15 克山楂煎汁，再加些红糖，其中，山楂具有活血散瘀之功，红糖能够补益气血、缓中止痛、活血化瘀。如果产后产妇伤口并未感染，也没有感冒或余火未尽，则可用中药进补。

我为她开了四物汤。四物汤出自《太平惠民和剂局方》，中医称之为“妇科养血第一方”，具有行气、活血、行血之功。构成药材当归、川芎、熟地黄、白芍。每天早晚空腹服用此方即可。

此方剂之中，白芍可柔肝养血；熟地黄可滋阴补血；川芎可行气开郁、活血止痛；当归可调经止痛。四味药同用能够滋补气血。

很多女性在生产的过程中由于种种原因变得忧郁，慢慢地形成了“产妇综合征”，此时喝上几副四物汤即可解郁。四物汤中的川芎可开郁、活血止痛，气血郁结的问题解决了，补血的过程也就非常容易了。

四物汤中的四味药可随意增减，衍化出的方剂不计其数，四味药比例不同，功效也不尽相同。比如，重用熟地、当归，轻用川芎即为补血良方；轻用川芎、当归，则可助孕妇安胎；重用当归、川芎，轻用白芍则可治疗经量减少、血瘀型闭经等。配合桃仁、红花两味药就成了养血活血的“桃花四物汤”，可以调血补血，改善面色苍白、肌肤粗糙等。

没过几天，张大妈又来到诊所，说她女儿的症状已经得到了缓解，但是四物汤的中药气味实在难闻，难以下咽，想问我有没有什么方法改善其滋味。

我告诉张大妈，用老母鸡来炖四物汤，入口时既有鸡肉的香味，也有淡淡的中药味，入口容易。张大妈听后非常高兴，赶忙回家为女儿准备。

女人从月经开始损耗血液和阴精，生育的时候损耗会更大，俗话说得好：“一个孩子三桶血。”一个健康生命的孕育过程实际上就是耗血失阴的过程。肝脏得到血液的滋养才会有视物能力；足得血液滋养才可行走；手掌得血液滋养才能握物……人体由内到外组织器官的滋养都离不开血液，它是维持人体生命活动的基础。

不仅是在月子里，即使普通女性，想要有好气色，也应当从年轻时开始服四物汤，但是应当在经血排净之后，经期不宜进补，也不宜服用药物。此方剂每次连服 5 天即可，不但能够减轻痛经、腹胀等症，还可防止肌肤衰老，让女性由内而外散发自然美丽。

在这里要注意一点，对于产妇来说，四物汤应在生化汤之后服用，喝过生化汤再喝四物汤，补血的效果更佳。

生化汤，女人产后第一汤

生孩子对于女人来说可是一生中的大事了。母亲平安，孩子健康也是一家人的心愿。可是，很多女人，尤其是现代女性，并不将坐月子当回事，认为孩子生完了就可以了。然而事实并非如此，只有坐好月子，才能让自己真正地健康、幸福起来。

我的朋友刚刚生过孩子不久，一天亲自到我的门诊来，我很是惊讶，刚刚生过孩子没多久，怎么不在家里休息跑到我这里来了？原来是这位妈妈出了问题，她说自己从生完孩子到现在已经两个多月了，可是阴道流血仍然没干净，时多时少，断断续续，很麻烦。我问她："你在月子里喝生化汤了吗？"她却一脸无辜地看着我说："生化汤？什么生化汤？"

生化汤为清代著名医家傅山所编写，收录在《傅青主女科》一书当中。妇女产后多虚、多瘀，生化汤里面的当归具有补血活血之功，川芎具有活血行气之功，桃仁具有活血祛瘀之功，炮姜具有温经止血之功，甘草具有补脾益气、缓和药性之功。将上述药物配合使用，能够治疗产后血虚、防止寒邪乘虚而入、寒凝血瘀，留阻胞宫至恶露不行，进而引发小腹冷痛。此方剂能够温经散寒、养血化瘀，促进新血生、瘀血化，去瘀生新，所以名为生化汤。

无论是顺产还是剖腹产，胎儿和胎盘组织娩出后，子宫都会靠肌肉收缩让血管受压迫而止血，如果收缩不好，血管就会持续开放，进而导致出血不止，如果形成的血块积存在子宫腔中，就会对子宫肌肉层的收缩产生负面影响，出血情形会恶化，因此重点工作就是如何维持子宫肌肉层收缩。接下来就是子宫内膜层如何重建再生的问题，这与再次怀孕的过程密切相关，这个过程通常始于产后两三天，除了当初胎盘着床部分之外，其余子宫内膜新生在产后 7 ～ 10 天内完成。胎盘着床部分的子宫内膜再生会更复杂些，这部分血栓块要剥落，新的子宫内膜才可以长得完整。通常剥落的过程约 2 周左右，有时甚至要 6 周。所以，喝生化汤最好在产后 2 周内。

产后 2 周之后，恶露已行，瘀血排出通畅，没有出现小腹疼痛等症的产妇无须服用生化汤。因为这类女性服用生化汤反而会对子宫内膜新生产生负面影响，使得新生子宫内膜不稳定，导致出血不止。这也是常见的生化汤副作用。

如果为剖腹产的话，通常在医院的时候医生都会开子宫收缩剂，为了避免加强它的效果，最好出院之后再服用生化汤。生化汤通常每天 1 剂，分成早晚两次服用，自然产约服 7 剂，剖腹产约服 5 剂，空腹喝效果更好。生化汤通常需要经过中医师诊断，并配合产妇体质使用。如果产妇患有感冒、发烧、感染发炎、异常出血、咳嗽、喉咙痛等症状要尽快回诊，不能继续服用生化汤。而如果服用生化汤后拉肚子，也要及时咨询中医师。

很多新手妈妈们总是腰疼、肩膀疼、胳膊酸，询问医师之后才知道，这都是月子里落下的病根，等到此时再想治愈产后导致的各种病症可就难了。分娩的过程中，产妇筋骨腠理大开，并且会伴随着疼痛、创伤、出血，体能迅速下降，稍有不慎，风寒就会侵入体内，导致月子病。

我们知道，女性月经周期为 28 天，也是女人气血运行的一个周期，产后调养至少需要 28 天的时间，因此老百姓将产后调养的那段时间称为“坐月子”。

“坐月子”的目的是休息整顿，修复创伤，同时为哺乳、带孩子等过程打基础，此时如果有寒邪入侵，无异于雪上加霜。所以，坐月子忌讳寒凉之物，应食用温补性食物。温补能够将体内阳气升发起来，同时清理体内垃圾。若寒凉之物侵入人体，寒凝气滞，垃圾、毒素等就会难以排出，淤在卵巢、子宫中形成血块，久而久之就会引发严重的妇科病。

我的这个朋友是典型的爱美女性，产后为尽快恢复身材，生产过后就用束缚带捆着自己的肚子，之后吃了很多减肥食物，如生黄瓜、生番茄、排毒汤等。爱美虽然是女人的天性，可在这最关键时刻，恢复体能，保持身体健康才最为重要。美容专家经常说，女性的一生中共有三次机会调整自己体型，让自己恢复青春、美丽和健康，这三个阶段分别为初潮期、生产后、更年期。而生产后为最重要的阶段。这个时期，整个人的身体就如同敞开的大门，能够将怀孕时积累的多余积水、毒素排出体外，通过正确补养让身体更加健康。

想要排出体内多余水分、毒素、恶露，第一周应当每天喝生化汤，吃麻油炒猪肝，喝煮开的米酒，尽量少喝水，少吃盐，烹调的菜肴不放醋、酱油。一周之后，体内多余水分就能够被基本排尽，剖腹产第二周可以继续喝生化汤，顺产时可以吃炒腰子。古人有云："吃什么补什么"多吃炒腰子能够壮腰身。很多妇女产后都会面临着腰痛，如果坐月子的时候常吃炒腰子，症状就能够被大大缓解。

在过去，不管是农村还是城市，生过小孩后都会先炖点鸡补身，补充失去的体液，因为鸡汤为酸性，可以入肝，而肝藏血是女子先天之本，女人补身子应先补肝。但是要注意，鸡汤最好在生产半个月之后吃，因为前期产妇身体虚弱，而"虚不受补"，也就是说此时即使吃了营养丰富的食物，身体也是难以吸收的，只会增加身体负担。等到身体中多余水分排空后再喝鸡汤，对身体大有益处。

老人们常说，月子病月子治。也就是说，有条件的话可以再生一个，在月子中好好调理。对于朋友出现的阴道出血问题，我为她开了两瓶益母草膏，具有止血之功。临走前朋友问我，生化汤的方剂都包含哪些中药材啊？

我对他说，生化汤非常简单，主要构成中药材包括当归 40 克，川芎 30 克，桃仁 3 克，蜜甘草 3 克，炮姜 3 克，一同放入锅中用水煎服，喝过之后能够恢复体力、排出恶露。

第九章　男科秘方

摆脱难言之隐，还男人一身阳刚

服用青娥丸，添子不成问题

对于男性朋友来说，过了 50 岁，行房事就会心有余而力不足，虽然有时候性欲升起，身体却没有反应。

记得有一次，一位五十多岁的男性来到我的诊所，对我说他经常会起性欲，却在行房事的时候不能射精，问我有没有什么中药方剂可以帮他解决难题。

我想了想，觉得青娥丸比较适合他的症状，于是为他开了此方让他回去后坚持服用。半年之后，他又来到我的诊所，不但恢复了原来的性生活，而且质量很高。

多数人认为上了年纪之后性生活就没有必要，然而事实并非如此，研究表明，有些人的性能力甚至能够保持到 80 岁以上，关键是看你怎么保养身体。

青娥丸的主要成分为杜仲、补骨脂、核桃仁、大蒜等，虽然成分简单，但是经过炮制、碾磨等工序。此方在药店中就能买到，价格低廉，药效好。

青娥丸具有补肾强腰之功，能够治疗肾气虚弱症。关于此方剂，《医学正印》中还有详细记载："董廉宪五十无子，服此一年，联举二子。"意思就是说廉联宪虽然在 50 岁的时候没有孩子，但是服用一年青娥丸之后连续添了两个孩子。

虽然该方剂容易获得，但是功用并不在其他加强性生活的药物之下，可以称得上是男人补肾壮阳的良药，很多男性都会选择此方剂，以增强自身性功能。

青娥丸之所以用少女称呼命名，主要与一首古诗有关，诗曰：三年时节向边隅，人见方知药力殊。夺得春光来在手，青娥休笑白髭须。意在强调坚持服用青娥丸可以让人恢复青春，行房事能力也会增强，即使青年女子也不会嘲笑白发人无用，此即青娥丸来历。

龟龄集，堪称男科圣药

中国有句古话叫作："千年王八万年龟。"在中国，龟代表着长寿，传统医学有灵龟八法之说，皆寓龟长寿长生不老之意。龟龄集是中国中医药的瑰宝，经过了特殊的炮制工艺，将传统文化中龟寿延年之精神融合到其中。关于龟龄集的来历有这样一段传说：

1522 年，朱元璋八世孙朱厚熜（嘉靖）15 岁继承了皇位，却在 29 岁时却卧床不起，无子嗣。诏集天下名医，广集长生不老之药，方士邵之节、陶仲文在北宋《云笈七笺》老君益寿散的基础上，制成了"仙药"献上，并为其取名"龟龄集"，寓意长生不老。嘉靖服用之后，果然身体健康，在 50 岁的时候连续生下 8 个皇子，5 位公主，并且个个身体健康。

当时协助陶仲文的为陶之义子，原籍山西太谷，他告老还乡的时候，带该方回家炼药服食、馈赠亲友，后传到太谷的广盛号药店，成为太谷独特成药，流传至今。

到了清朝时，乾隆皇帝也非常重视龟龄集。传说乾隆 70 岁之后，觉得精神大不如从前，哀叹老之至也，开始服用抗老药龟龄集。坚持服用一段时间之后，精神状态大有改观，决意长期服用此方。所以他经常询问药房选药、制药状况。

解放战争的时候，粟裕大将腰酸、背痛、腿痛，昏迷不醒，当时毛主席送给他几盒龟龄集，服用之后，病情好转，并且亲自带兵指挥淮海战役。1980 年 3 月，他专程为生产龟龄集的山西中药厂题词：“精益求精制良药，兢兢业业为人民。”

1962 年初期，聂荣臻元帅身体欠佳，服用龟龄集后，效果甚好。中央军委数次派人去药厂购买此药，聂老秘书回忆说：“首长服药后精神特别好，吃饭也很好。还提了一条建议，把龟龄集改为胶囊装，一者剂量准确，二者防止药物沾到牙齿上，影响牙齿健康。”

龟龄集由名贵药材组成，炮制方法特异，效果显著。由此，几百年来一直被奉为滋补性能的长寿之药，被称作“补品之王”，载于清代药家年希尧的《集验良方》。方剂之中一共包括 28 种名贵药，人参、鹿茸是大补气血、益精填阳的上品；熟地、补骨脂、杜仲、肉苁蓉、枸杞子等是温补肝肾的上品；石燕、淫羊藿等具有壮阳之功；海马、雀脑等是兴阳之品；丁香、砂仁、穿山甲可以行气活血……该方剂之中各种药物配合在一起具有补肾、滋补、强壮的功效，能够扶正固本、健脑强身。

龟龄集组方依据的是中医上“天人合一”、“阴阳五行”的整体观念，将天然动植物，包括天上飞的（蜻蜓等）、海里游的（海龙、海马等）、地上跑的（鹿茸等），将四方之中各种名贵药材融为一体。配方独特，炮制方法特别，经 81 道工序精心而成，具有强身健脑、调整神经、促进新陈代谢、增强机体活力等功效，并且补而不腻，阴阳平衡，可以扶正祛邪。龟龄集为传统医学补肾填精、壮阳培本的长寿方，适用于阳痿、早泄、遗精等症，有男科“圣药”之称。

现代药理研究证明，龟龄有固肾补气、强身补脑、增进食欲等功效。能够增强机体免疫、抗疲劳、御寒、强心、增强记忆力之功。凡因命门火衰、肾阳虚寒导致的虚寒杂症，服用该药物后短期即可收获成效。临床出现的男性肾亏阳弱导致的夜梦遗精、气虚咳嗽等症服用龟龄集均有一定的疗效。

我的邻居是位六十多岁的大爷，每天都会来诊所坐上一会儿，今年冬天，老大爷突然告诉我，说自己每年冬天都会手脚冰凉，腰膝部位酸痛，贴膏药也不管用，说句不好听的，被窝都捂不热。我为他把了把脉，脉象细弱，又看了看他的舌苔，舌体胖大，便诊断为肾阳虚之症。而且他告诉我已经半年多没有和老婆行房事了，了解到大爷的症状之后，我为他开了4盒龟龄集。大约两个月左右，大爷特地登门告诉我，他的腿脚不再冰凉，性生活有心也有力了。

虽然龟龄集已经流传许久，却仍旧被视为“圣方”，男人的“圣药”，这不得不让我为它的功效而惊叹。

老年人性功能下降，喝点白兰地

性对于人来说是非常重要的，是人的天性，也是人的一生之中不可缺少的过程，人因性而生爱，又因性而生乐、生悲，少了性的人生是不完美的。但是随着年龄的增大，很多事情都会发生变化，变得力不从心。

对于老年男性来说，由于身体因素需要长期、大量服用某些药物，经常会集各种负面情绪于一体，性功能下降也就成了不可避免的问题。

如果你是个嗜烟酒的人，那么上了年纪之后出现阳痿是很正常的，只要及时戒掉烟酒就可以了；如果你是个身心压力都非常大的人，一定要缓解自身压力，用乐观积极的态度去面对人和事，阳痿症状自然就能够得到缓解。

但是如果你既不抽烟喝酒，又是个闲在家里的退休老头，没什么压力，每天乐呵呵的，仍旧出现了阳痿，可就需要采取一些方法进行治疗了，建议这类老年男性每天喝一小杯白兰地。

可能有人会问，你不是说喝酒会导致阳痿？怎么又让阳痿患者喝白兰地呢？

实际上，适量饮酒对身体是没有坏处的，反而对健康有益。但是现实生活中，我们看到的现象就是：会喝酒的人长期、大量饮酒，各种疾病缠身；不会饮酒的人滴酒不沾。因此才会说戒烟限酒。

每天饮用一小杯白兰地，约 5 ~ 10 毫升，切忌不能过量，因为酒精过量很可能会加重阳痿症状。

我的邻居张大爷跟我无话不谈，他是个退休工人，平时没什么事就来我的诊所聊天，张大爷没有不良嗜好，可是这几天却偷偷地告诉我自己那方面出了问题，我便告诉他回去每天喝上一小杯白兰地试试看。

一开始他还狐疑，但是连续喝了三个月之后房事确实变得正常了，阳痿症状几乎完全消失了，而且觉得自己的身体也强壮了不少。

白兰地用葡萄制成，制作的时候首先发酵葡萄，之后蒸馏，取得高度酒精，储存在橡木桶之中，取出，即可饮用。

《本草纲目》有记载，葡萄酒具有“暖腰背”之功，非常适合性功能下降等肾虚症状，现代医学研究表明，阳痿可以分为功能性和器质性两种类型。其中，功能性阳痿因心理障碍所致，而器质性阳痿主要由全身性疾病、慢性病、生殖系先天畸形、慢性酒精中毒、内分泌系统疾病等诱发。

中老年人群中出现阳痿的患者较多，主要是血管硬化所致，也就是说，阴茎上的微小血管发生病变，变得狭窄，使得血液不能顺利流动，只能通过伟哥扩张阴茎血管，使得血液流入充足，达到勃起的目的。

中医称血管狭窄为血瘀，而葡萄酒中富含多酚类物质，具有改善动脉硬化之功，进而畅通阴茎血流。

经常听人说饮酒能够活血化瘀、畅通血管，其实用在这里也是可以的，有一定的科学依据。葡萄酒营养丰富，并且具有活血化瘀之功，坚持饮用，能够补充、畅通气血，强壮身体。

此外，糖尿病也可能导致器质性阳痿，因为长期高血糖会导致神经损伤，尤其对于阴茎的损伤更大，使得大脑性冲动信号通过神经传导的过程受阻，勃起自然就成了问题。如果是糖尿病引起的阳痿要及时到医院检查，而不是通过饮用白兰地就能够解决的。

阳痿怎么办，丹参红花酒解忧患

阳痿就是指企图性交的时候，阴茎勃起硬度不足以插入阴道，或是维持时间短，进而影响正常性生活的勃起功能障碍。有 50% 的成年男性患有阳痿。

现在，男性的生活、工作压力非常大，在外应酬多，经常是睡不能按时，吃不能按量，饮酒更是不存在度的问题，这种毫无规律可言的生活方式使得很多男性提早出现了阳痿，性生活得不到满足。

难道真的要通过伟哥来满足自己的需求吗？当然不是，下面为大家推荐一个秘方，制作简单，对人体不会产生什么副作用，并且对于血管性阳痿患者来说功效更佳。

取丹参 60 克，红花 15 克，白酒 500 克，用白酒浸泡这两味中药，每天喝 1 ～ 2 两，在这个秘方之中，丹参、红花都是活血化瘀的中药，每天适量饮用，能够有效预防冠心病。

我的一个患者，患有严重的心绞痛，服用此方剂之后，不但心绞痛得到了缓解，就连房事问题也得到了解决。

阴经的勃起要依赖血液流进海绵体中，以保证海绵体迅速充血胀大，研究发现，约有 50% 的阳痿患者是由于阴茎血管出现病变而导致的。由于血管狭窄，导致血液不能及时流入阴茎。

很多男性患者出现阳痿之后急于使用伟哥，从而掩盖了心脑血管疾病、脑血管疾病症状，直到这些疾病发生的时候患者才意识到问题的严重性，对于患者的生命安全是有一定威胁的。

阳痿患者阴茎的微小血管发生病变，阻碍血液的正常流动，任其发展下去，心脏和大脑中的大血管就会发生病变，血管狭窄、不通畅，就会导致冠心病、脑梗死等疾病。

中医称血管狭窄为血瘀，丹参是非常好的活血化瘀药物，能够对心脏中的血管活血化瘀，因此能够预防冠心病的发生。同时，丹参还能够将阴茎中的血管活血化瘀，这也就是为什么这个秘方能够治疗阳痿了。

慢性前列腺炎，山楂水可改善

慢性前列腺炎主要分为慢性细菌性前列腺炎、非细菌性前列腺炎两种。慢性细菌性前列腺炎为病原体感染所致，主要是逆行感染，葡萄球菌属为主要病原体，容易反复发作。非细菌性前列腺炎为多种诱因所致，进而出现炎症、免疫、神经内分泌导致的一系列病理反应，临床上常见的是尿道刺激征、慢性盆腔疼痛，经常会与精神心理症状合并。

其中，细菌性慢性前列腺炎临床上并不常见，约占前列腺炎患者的10%，而非细菌性慢性前列腺炎为常见前列腺病症，临床上占90%以上。

很多前列腺炎患者患上前列腺病症后会觉得腹部隐隐作痛，伴随着尿频、尿急等症，吃消炎药、打消炎针虽然可以暂时缓解症状，却难以根治，过不了多久又会“旧疾复发”，不但要忍受疾病之苦，还会影响到正常的夫妻生活。下面来为男性朋友介绍一款能够治疗慢性前列腺炎的秘方——山楂水，简单又有效。每天用1～2颗山楂泡水当茶饮就可以了。

那么为什么常喝山楂水就能够治疗慢性前列腺炎呢？下面我们就来介绍一下这其中的“奥秘”。山楂中富含槲皮素，具有消炎、抗水肿之功，同时能够促进尿道平滑肌松弛，非常适合前列腺炎患者饮用。

在《前列腺炎临床诊治指南》中，将槲皮素列入有效、值得推荐的药物之中。将山楂水代茶饮用，能够治疗慢性前列腺炎、降脂、开胃，长期饮用对身体健康是非常有好处的。很多患者使用这种方法之后症状都得到了缓解。

但是要注意，光靠这个方法想要根治前列腺炎是不可能的，还要忌口，尤其对于喜欢喝酒、吸烟的男性朋友来说，治疗的过程中一定要戒掉烟酒，因为饮酒过量容易导致前列腺水肿性肿大；而吸烟容易诱发前列腺炎。如果能够坚持泡山楂水喝，并且戒掉烟酒，那么前列腺炎的根治也就不是什么大问题了。

不过还要提及一点，上述方剂主要适合非细菌性慢性前列腺炎，能够辅助治疗细菌性慢性前列腺炎，但是要配合其他治疗。

其他富含槲皮素的食物也可以适当摄入，都能够在一定程度上辅助治疗前列腺炎，如槐花、银杏叶、绿茶等。

如果再配合上小腹按摩，双管齐下，效果会更好。每天晚上临睡前排空膀胱，之后平躺在床上，屈腿，然后搓热双手，放在小腹上面，之后将右手放到肚脐下方，左手压在右手上面，沿着顺时针的方向按摩，最初每天按摩 50 圈，慢慢地增加至 100 圈，坚持按摩。

通过这个秘方的治疗，以及辅助的腹部刺激，很快就能看出效果，可能这个过程有些烦琐，但是坚持不懈就一定能够收到成效。此外，还要提醒患者，不能因为患了前列腺炎而产生心理负担，对自己没有信心，那样的话对疾病的治疗不利，心情舒畅，健康自然长存！

生蚝：补肾壮阳效果好

如今，男性之间最喜欢开的玩笑就是：“你是不是肾虚啊？”可这句玩笑话却成了很多男性心中抹不去的伤痕。

肾虚主要是指男性肾脏精气不足，肾虚分为很多种，常见的为肾阴虚、肾阳虚。在这一节中主要介绍的就是肾阳虚。

肾阳虚的主要症状为腰酸、四肢发冷、畏寒、水肿等，表现出的大都为“寒”症，性功能弱也会导致肾阳虚。具有补肾阳功效的药物多属热性，如附子、肉桂、鹿茸等。

很多肾虚患者到医院开药，但是服药过后效果并不明显，有时候甚至因为肾虚而影响生育能力，严重影响家庭幸福。下面为大家介绍一种秘方——生蚝，帮助男人重振雄风。

生蚝其实就是我们平时所说的牡蛎，大家都知道生蚝具有补肾壮阳、强身健体之功，现代研究也证明了这一点。生蚝中富含锌元素，为普通食物中锌元素含量最高的。在日常的饮食中，米面、蔬菜中锌元素含量较低；肉类、蛋类等食物中锌元素含量较高，可与牡蛎相比相差甚远。此外，牡蛎中还含有丰富的硒元素，锌和硒两种元素均能够治疗少精症。

现代研究表明，锌元素对于生殖器官发育、性功能完善来说非常重要，前列腺和精液中锌元素含量充足是精子健康存活的保障，反之，则睾丸组织结构萎缩、精子活动受阻，男性雄性激素水平降低。硒元素能够保护精子，防止组织体内有害物质伤害精子细胞膜。

而且，生蚝中的锌元素具有增强人体免疫力的功效，也就是说，常吃生蚝能够增强人体免疫力，免疫力提高了，感冒、感染的概率自然不高，身体自然强健。

不过，海鲜这东西虽然好，可也不能食入过量，毕竟“物极必反”，而对海鲜过敏的人更是不能通过吃海鲜来补肾阳了，还需要介绍其他秘方或是药物改善。

即使对海鲜不过敏的肾阳虚患者，每天吃上一两个生蚝就可以了，因为一两个生蚝中锌元素的含量对于人体来说已经足够，摄入生蚝过量，也就意味着人体内锌元素的过量，很可能会对人体产生负面影响。

我的一个患者就曾经被肾阳虚困扰，差点因为此病断送了家庭幸福，和妻子结婚三年都没有动静，到医院检查只是给他开些药物，并没有什么效果，却没有想到在我给他推荐此法之后，连续食用一段时间，家里就真的添喜了。

男子早泄，外用秘方有奇效

早泄为现今常见的男子性功能障碍，大概有 1/3 的已婚男子患有不同程度的早泄。早泄指的是阴茎进入阴道以前，正进入或刚进入不久便开始射精。偶尔出现一次并不能被断定为早泄，但是如果长期如此，则为早泄症状，应提高警惕。早泄会严重影响男子的心理健康和自信心，治疗的过程比较漫长，效果也并不是很显著，而且很多男子对此病难以启齿，更是耽误了治疗的最佳时机。下面为大家介绍几个外用秘方，操作方便，疗效显著。

一、五蛇汤

取五倍子 500 克，蛇床子 250 克，先把五倍子研碎，然后将两味药混合均匀，每天取出 50 克，然后倒入 200 毫升水，开火煮沸 5 分钟左右即可。等到药的温度适宜的时候，用纱布蘸湿，清洗龟头。每天熬 1 剂，清洗 1 ～ 2 次，每次清洗 10 ～ 15 分钟，每半个月为一疗程。

五倍子味酸，性平；蛇床子性温，味辛、苦，二者联合使用，具有收敛、麻醉之功，可以降低龟头敏感度，进而达到延缓射精、治疗早泄的目的。

通过此疗法能够降低龟头敏感度，对于男子早泄有非常好的疗效。但是要注意，治疗的过程中应当杜绝房事，而且此方剂不适合机械性早泄，房事的过程中应注意掌握刺激强度、时间；如果在还没有进入女性体内时就已经射精，则说明早泄与男子情绪、注意力有关，与龟头敏感度无关。

二、五倍子

取五倍子 20 克，先开小火熬煮半小时，之后倒入适量温开水，趁着温热熏蒸龟头 4 ~ 5 分钟，等到水温降到 50℃的时候，将龟头放到药液中浸泡 10 分钟左右即可。每天晚上都要浸泡 1 次，每半个月为一疗程，通常浸泡 1 ~ 2 个疗程疾病就能有所好转。

五倍子味酸，性平，内含鞣酸，具有收敛之功，通过反复熏蒸、浸泡，能够让阴茎龟头的皮肤黏膜变厚、变粗，通过用五倍子熏蒸之法能够减少性器官兴奋，进而达到治疗早泄的目的。

三、罂诃粉

罂粟壳粉、诃子肉粉、煅龙、牡粉各等量，然后放到干净的容器里面，用冷开水搅拌成稀糊状，每天房事的前半个小时涂抹在龟头上面，这种方法治疗早泄的效果非常好。

诃子肉粉性平，味苦、酸涩，可以利用其涩敛之功减弱性兴奋，是一种非常有效的治疗早泄的方法。

男子遗精，药膳秘方能改善

遗精是指男子在没有性交活动的情况下射精，这是一种在青少年人群之中常见的生理现象，大约 80% 的未婚青年都出现过这种现象，睡眠的过程中出现遗精称作梦遗；清醒状态下遗精叫作滑遗。

通常情况下，正常的未婚男子每个月都会遗精 2 ~ 8 次，并且没有异常现象。进行规律的性生活时，遗精次数较多，比如一周甚至一夜遗精数次，或者仅仅在性欲出现的时候就遗精，则为病态。导致病态遗精的原因主要有两点：缺乏正确性知识，经常处在色情冲动之中，有手淫习惯；生殖器官局部病变。

从中医的角度说，男性遗精通常是由于肾虚使得精关不固，下面介绍的几个秘方，非常适合遗精男子服用。

一、核桃猪腰汤

具体做法：取猪腰子一对，核桃肉、杜仲各 30 克，然后一同放入锅中熬煮，加入适量精盐，将杜仲上面的渣滓撇去，然后吃猪肉、喝汤，隔天吃 1 次，直到病情痊愈。

在此方剂之中，核桃具有补血养气、补肾填精之功，能够治疗肾虚腰痛、阳痿、遗精、尿频等症。

二、莲子粥

具体做法：莲子 50 克，粳米 100 克，将莲子去掉皮、心，然后研成细末备用；然后将粳米放入水中淘洗干净，放到锅中，再倒入研磨好的莲子和适量清水，先开大火烧沸，之后转成小火继续炖煮直到粥熟烂。

莲子味甘涩，性平，具有收敛、固精关、止遗精、益肾阳之功。但是要注意，气滞中满、大便干燥者不宜食用。

海马酒，补肾就选它

海马是珍贵的近陆浅海小型鱼类，也是非常好的滋补中药。海马性温，味甘，所以可补肾壮阳，肾阳不足、阳痿、不育、多尿、夜遗者可适当食用海马。

曾经有位患者找到我，说自己结婚已经三年，但妻子的肚子仍然没有动静。我对他进行了望闻问切后，发现他肾虚，让他回去后喝些海马酒，半年之后，肾虚症状基本消失，妻子也顺利怀孕。

海马有温肾壮阳、活血散瘀之功，非常适合肾阳虚导致的畏寒腰酸、精神疲乏、阳痿早泄、男子不育、尿频尿急、跌打损伤等。海马酒味甘，性温，能够温肾壮阳、调气活血，临床上常用海马酒治疗肾阳虚引发的阳痿早泄、男子不育等。

常见的用海马入药的方剂有立嗣丹，其组方为：海马 1 对，石燕 9 克，阳起石 9 克，全蝎 1 只，蛤蚧 9 克，鹿茸 9 克，肉苁蓉 9 克，龙脑香 0.3 克，麝香 0.3 克。此药方应到专门的药店或医院炮制。石燕炒 7 次，全蝎炒熟，蛤蚧用酒炙成黄色，大麻籽去油，肉苁蓉放到酒中浸泡一夜，而后焙干。以上药材研磨成末，之后用甘草膏熬成丸状，梧桐子大小，每天服用 1 次，每次服 9 丸，临睡前服用，能够治疗阳痿、阳虚、男性不育等。

很多人服用此方剂后都解决了不育的问题。此外，海马还可泡酒，入菜肴。下面为大家介绍一下海马酒的泡法：取海马 50 克研碎，白酒 500 毫升，将研磨好的海马泡到白酒里面，10 天之后饮用，每天饮 2 次，每次饮 10 毫升。此酒具有很好的温肾壮阳、活血散瘀之功，适用于肾阳虚亏引发的畏寒腰酸、精神疲乏、阳痿早泄、男子不育、尿频尿急等症。

另外，还可取鹿鞭、海狗鞭、狗鞭、蛤蚧、海马、鹿茸各 50 克，研碎后放到 5 升的高度白酒里面，10 天之后饮用，每天饮 2 次，每次饮 20 毫升，早晚服用。此酒被称之为海马三鞭酒，有补肾涩精之功，能够治疗肾虚遗精、阳痿、神经衰弱、腰背酸痛等病症。

第十章　房事秘方

让爱情重归美好，让生活更加和谐

阴道干涩，试试猪肝豆腐汤

女性阴道干涩与年龄、压力、炎症等均有一定的关系，并且会影响正常的夫妻生活，出现此症状的时候，夫妻双方应当及时沟通，及时解决问题。

阴道干涩指女性阴道分泌物明显减少的妇科疾病，也叫阴道干燥症。性爱的过程中，经常会觉得阴道干涩，几乎无分泌物，女性会感觉到阴部疼痛，男性也会觉得不舒服，为了更好地行房事，只好使用润滑剂，但总是觉得不自在。

曾经有个女士到我这儿来，说由于自己阴道干涩，房事木讷，老公竟然以为她性冷淡，开始冷落她，问我有没有什么方法可以帮助她解决夫妻之间的难题。

这位女士已经年过四十，即将步入更年期，性激素的分泌量可能会下降，阴道分泌物减少，使得正常的性交过程受到不良影响，除了阴道干涩，她还伴随着月经紊乱、潮热、心烦意乱等症，此外，她经常是口角生疮，皮肤干燥，眼睛、口鼻也时常发干。

通过她讲述的这些症状，我的心里也大概有了数，但是我并没有给她开中药方剂，而是让她喝猪肝豆腐汤试试，这款汤的烹饪方法非常简单。

取猪肝 50 克左右，豆腐 250 克以及适量的精盐、葱、姜等调味料，之后将猪肝切成片状，豆腐切成厚片，一同放入锅中，倒入适量清水煮熟，加入适量调味料即可。

食用时，要吃豆腐、猪肝，喝汤，一个星期吃 3 ～ 4 次，通常吃一个月左右就能够看到效果。这位女士按照我教给她的方法烹调了猪肝豆腐汤，并且连续服用了两个星期，打电话告诉我说症状已经得到了明显改善，行房事的过程中明显感觉到阴道分泌物的增加。

一个月之后，那位女士又打电话过来，她开心地告诉我，她的口角生疮、皮肤干燥等症也消失了。

导致阴道干涩的原因主要有两种：一是体内性激素分泌不足，多出现于绝经后的女性身上，再有是和人体中维生素 B2 的缺乏有关。维生素 B2 也叫核黄素，此种维生素缺乏，皮肤黏膜会受损，细胞代谢也会出现问题，主要表现为阴道干涩、皮肤干燥、口角炎、眼睛鼻子发干等。

而猪肝豆腐汤中的猪肝富含维生素 B2，因此，常吃猪肝就能够充分补充维生素 B2。猪肝豆腐汤中的豆腐中富含“大豆异黄酮”成分，属于植物雌激素，长期食用能够补充人体雌激素。

研究表明，更年期来临前及时补充豆制品，能够有效降低更年期综合征发病率。此外，还要提醒女性朋友们注意，猪肝虽然是好东西，对人体好处多多，但是不能过多食用，因为猪肝中含有丰富的脂肪，长期食用容易引发高血脂。而猪肝豆腐汤中的豆腐富含大豆卵磷脂，可以有效控制血脂浓度，搭配食用，恰好可以将猪肝的副作用抵消。

排卵期出血，淫羊藿有奇效

排卵期出血就是指月经中期，由于雌激素水平下降，导致子宫内膜失去激素支持，进而出现部分子宫内膜脱落，导致有规律的阴道出血，被称作“经间期出血”，而且可能会伴随着小腹疼痛。通常此种出血量较少，有时白带中会略微带有红色。通常情况下，出血的时间仅仅会持续几个小时，最长也就两三天，这并不是什么大病，但是却会让女性朋友陷入无尽的烦恼之中。

如果这个病不经常发生，只是偶尔出现，是不用过于理会的，也不用进行治疗。但是如果症状反复出现，就要提高警惕，因为很可能是因为排卵之后卵泡破裂，雌激素水平迅速下降，进而影响子宫内膜的正常生长，引发子宫内膜表层局部溃破、脱落，排卵期出血症状由此而发。

当人体中的卵巢黄体形成之后，雌激素和孕激素的分泌量就会大增，溃破的子宫内膜就能够迅速修复，出血现象也就不存在了。

其实，排卵期出血是比较好调理的，有一个简单可行的秘方就能够解决这个问题。取淫羊藿 10 ~ 15 克，放在温水中清洗干净，然后放到开水之中浸泡 10 分钟左右即可饮用，可以反复冲泡 3 ~ 5 次，直到没有苦味了即可，每天冲泡 1 剂，连续服用一个星期为一疗程，服用至月经的第十五天停服。等到下一个再次经历月经周期的时候再次用上述方法服用淫羊藿，通常服用一个疗程之后就能够看到效果。那么淫羊藿治疗排卵期出血的原理是什么呢?

淫羊藿具有补肾阳、强筋骨、祛风湿等功效，适用于阳痿遗精、筋骨痿软、风湿麻痹等症，从中医的角度看，经间期出血和肾虚没有关系，而淫羊藿为补肾的上品，非常适合此类患者服用。

从药理学角度看，淫羊藿的功效同雌激素相似，排卵期来临前，也就是月经期结束 9 天左右开始服药，提前服用少量雌激素，能够保证排卵之后，人体中雌激素仍然保持在一定水平，子宫内膜的生长才能维持在正常水平，也就不会出血溃破、脱落出血。

并且，淫羊藿还能够调节内分泌，可以调节生殖调控中枢，所以，淫羊藿可以治疗排卵期出血。但是要注意忌食辛辣等刺激食物，同时规律饮食起居，就能够收获很好的效果。

女性性欲冷淡，找丹参来帮忙

我有个朋友，小时候家里贫苦，甚至吃饭都经常凑合，不按时按点，也不按量，长大之后肠胃功能变得很差，经常是吃点东西就觉得胃肠不舒服，或是根本就吃不下东西，久而久之就患上了贫血，身体非常瘦弱。

后来她嫁了人，老公对她非常好，简直就是位模范丈夫。就在他们婚后的第二年，我那个朋友突然打电话给我，说自己自从结婚之后也没与老公行过几次房事，她明白老公不想强迫她，可她自己也实在不想，整个房事的过程她都会觉得为难，甚至痛苦。老公虽然表面上处处让着她，可是她明白，老公的心里并不舒服，只不过出于对她的感情不愿强迫她。

我们从小一起长大，对于她的情况，我还是比较了解的，想来想去，给她推荐了一个秘方，让她先喝一阵子试试。

具体做法：取丹参12克，碾成粗末，倒入适量清水熬三次，将三次熬得的药液混合在一起，每天睡觉之前服用。

丹参也叫紫丹参、血参、大红袍、红根等，苦、微寒，归心经和肝经，具有祛瘀止痛、活血通经、清心除烦之功，适用于月经不调、经闭痛经等症，能够刺激性欲。但是要注意，产后性冷淡并不属于生理性问题，因此使用此方效果并不显著，还得通过丈夫的努力才能解决问题。

我这个朋友按照我交给的方剂服了药，三个月之后，她又打电话给我，他们夫妻之间的关系比以前更融洽了，并且她已经能够体会到房事过程中的欢愉，不再像以前那样，认为房事可有可无。

我告诉她，药可以停了，但是日常的饮食还要注意营养，尤其是肠胃，保养工作一定要做好，规律饮食，按时按量，身体状况好了，很多疾病都不治自愈了，这是从根本上解决问题的方法。

对于这类性冷淡的女性来说，除了要解决性欲问题，更应解决身体状况问题，因为身体各部分营养供应不足，整个人容易疲惫，体内激素的分泌也会受影响，同样会降低女性兴奋性、性欲等。

性冷淡，试试肉苁蓉羊肉粥

性冷淡就是指缺乏性欲，也就是我们平时所说的对性生活没有兴趣、性欲减退。性冷淡通常表现在心理和生理两方面。

生理上，通常对性爱抚没有反应或者反应不足，阴道干涩、紧缩、疼痛，不能感受到性爱过程的快感，缺乏性高潮；性器官发育不良或性生殖器官萎缩、老化、细胞活性降低。

心理上，对性爱产生恐惧，甚至出现厌恶心理；对性爱的过程极度洁癖，有严重的心理阴影；性爱认识不足，投入程度较低；因受传统观念影响，性爱的过程中比较被动，甚至会觉得肮脏。

尤其是更年期女性，雌激素水平相对较低，面临着闭经问题，房事过程中阴道干涩疼痛，房事过后阴道口黏膜皲裂、出血，面色暗黄，精神萎靡，容易激动，经常会因为小事而乱发脾气。如果并发上述症状，则说明患者并非单纯的性冷淡，还伴随着卵巢早衰。

可能过去，很少有女性会患卵巢早衰，而到了现在却随处可见卵巢早衰的患者，如今 30 岁左右的女性人群中已经有将近三分之一的人存在不同程度的卵巢早衰现象。

由于现代人的生活节奏加快、竞争紧张激烈、心理压力过大，干预了下丘脑——垂体——卵巢轴，同时还会影响卵巢功能，因此，卵巢衰退多发于工作狂、长期精神紧张的人群中。

卵巢早衰的患者由于身体内雌激素水平下降，使得她们表现出了类似更年期的症状，下面就给此类性冷淡女性介绍一个秘方。

取肉苁蓉 50 克，切成片状，然后放到锅中，倒入 500 毫升清水，开小火煮一个小时左右，去掉药渣，然后倒入碎羊肉 150 ～ 200 克、大米 100 克、生姜适量，然后倒入油和盐进行调味，每周服用 1 ～ 2 次即可。

从中医的角度看，卵巢早衰可以归在“虚劳”的范畴里面，主要是“肾虚”所致，治疗的过程中应当将滋阴补肾、扶阳填补精髓放在首位，同时保证气血的充盈，冲任二脉的畅通，让早衰的卵巢重新恢复生机。

苁蓉羊肉粥中的肉苁蓉的补益作用非常好，被认为是阴阳双补的上品，能够温通肾阳，还可滋养阴精。

现代药理学研究证明，肉苁蓉中含有一定量的雌激素，长期服用实际上就是补充雌激素。除此之外，研究发现，肉苁蓉还能够缓解精神压力过大、紧张等导致的内分泌紊乱。

苁蓉羊肉粥中的羊肉为血肉之品，可以大补肾精。卵巢早衰者应当及时补充优质蛋白质，而羊肉中所含的蛋白刚好为优质蛋白。

除了要烹食苁蓉羊肉粥，还应当注意休息，放松身心。坚持一段时间，气色就会变得红润，性冷淡也能够得到缓解，甚至根除，夫妻生活就可以逐渐恢复到和谐状态，家庭幸福也就有了保障。

但是要提醒大家注意，导致性冷淡的原因很多，所以治疗之前应当先到医院检查身体，确诊病因之后再对症下药，才能药到病除。

男子性欲低下，试试淫羊藿

性欲低下指的是持续、反复对性生活欲望低下或缺失，可以分成完全性欲低下、境遇性性欲低下两种。完全性欲低下者每月性生活仅有一次，甚至不足一次，配偶要求的过程中被动服从；而境遇性性欲低下为只能在某特定环境中与特定伴侣发生。

一次，有位男士在太太的陪同下来到我的诊所，两个人表情淡漠，直到进入诊所的时候才说出话来，仅仅从这二人的举动上，我大体猜到两人的感情出现了一些危机。

一进门，那位太太左右张望了一下，看到周围没有人，就拉着我说：“我们进去谈吧，让我老公在外面等一会儿。”我点了点头，带着她进了里屋，让她的老公在外面等候。

她告诉我，她的老公是做海外生意的，虽然收益颇高，却非常繁忙，尤其是前几年刚刚走这条路的时候，可以说天天起早贪黑、忙碌不断，终于熬到现在，家境好了起来，可是老公的身体却一天不如一天，对她几乎丧失了兴趣，一开始，她以为老公在外面有了别的女人，毕竟家里现在的条件非常优越，出现第三者也不是不可能的事情，经过一番调查，她才发现，老公根本就没有什么外遇，这下，她更是不知如何是好了，便带着老公来到我这儿。

听完她的叙述，我便了解到，她老公的这种状态很明显就是性欲下降，我想了想，给她开了个方剂：到药店抓取冬虫夏草、人参、淫羊藿各适量，然后同一整只乌鸡一起放入锅中炖煮，每天早晚各服 1 次，喝汤吃肉。

她回到家中，赶忙为老公抓药炖乌鸡，真的有了意外惊喜，老公不再像之前那样漠视她了，两人再次来到诊所的时候，已经一路有说有笑地进门了。

淫羊藿也称仙灵脾，性温，味甘，入肝肾二经，具有补肾壮阳、祛除风湿、止咳平喘、益气强心之功，适合男子不育、阳痿、尿频、早泄、遗精等症。该方剂能够补精髓、益气血，适合阴阳气虚亏虚导致的性功能衰退症，但是要注意，阴虚火旺的患者不能服用此方剂。

现代研究证明，淫羊藿可以增加动物精液分泌，刺激其感觉神经，兴奋其性欲，有催淫之功，其功效强过海马、蛤蚧，能够让精液变浓，还可增加精量，因此淫羊藿又被称作“媚药之王”。

此外，淫羊藿还可保护人体心血管和内分泌系统，能够进一步防止衰老，在国外的研究报告中，还发现了淫羊藿的抗癌作用。

睾丸健康，性福更甚

睾丸，古代被人们称为“外肾”，也是男性的第二性征。由于中华民族特有的文化和历史原因，特别是封建礼教对于人们思想的禁锢，一度让老百姓谈性色变，因此，中医在这一方面则顺应了这一文化要求，将睾丸笼统地称为“外肾”。所以说，我们讲的补肾，不仅仅是补“内肾”，还需要补“外肾”——睾丸。

男性的睾丸是非常重要的，睾丸的健康与否将直接关系到男性的生殖健康。大家都知道，在中国古代的宫廷里，皇帝为了防止男仆和嫔妃发生性关系，确保皇家血统的纯正性，要求进入皇宫的男性必须割去睾丸，而这些人就是人们所说的太监。

睾丸是产生雄性激素的器官，因此，失去了睾丸的太监也就会失去某些男性的特征，比如不长胡子、体毛，阴茎不会勃起等。

下面，我就来为大家简单介绍一下睾丸的结构。

睾丸的外面包裹着阴囊，就好像是一个袋子一样，保护着里面的睾丸。阴囊位于阴茎的根部和会阴之间，这是腹壁皮肤和浅筋膜的延续，更是一个有着很多褶皱的，近乎黑色的皮肤粗糙的“袋子”。

除此之外，睾丸里面的曲细精管是产生精子和性激素的重要器官，当管内的精细胞成熟之后，就成为精子。而在曲细精管之间散布着零星的细胞群，被称为间质细胞，它们能够产生雄性激素。而雄性激素具有促进生殖器官正常发育和男性第二性征出现的作用。

值得注意的是，睾丸必须处于体温的状态下，才能够正常地产生出正常的精子。如果男性经常穿紧身内裤，睾丸就会被内裤包紧，导致睾丸温度升高，从而会影响精子的质量和数量，到最后就会影响到男性的生殖能力。

另外，在天气比较热的时候，睾丸就会自然下垂，而当天气比较冷的时候，睾丸就会收缩到贴近身体的地方。而且成年男子在性高潮的时候，其睾丸也会因为肌肉收缩，上升到贴近身体的地方。

如果男性到了一定的年龄，睾丸的发育还没有正常完成，那么除了到医院进行治疗之外，一些食疗的方法也能够起到一定的辅助治疗作用，下面就给男性朋友介绍几款食疗方。

一、鹿尾竹丝鸡汤

材料：竹丝鸡 1 只，鹿尾1根，肉苁蓉 50 克，山药 100 克，生姜 4 片，盐适量。

做法：先将竹丝鸡剖净，去除内脏；鹿尾洗净，用温水浸泡，割去残肉及脂肪，切碎；之后把肉苁蓉、山药、生姜洗净；最后将全部原料放入锅内，大火煮沸之后，改用小火煲 3 小时，汤熟的时候放盐调味即可。

此方中，鹿尾味甘、咸，性温，归肝、肾经，具有暖腰膝、益肾精的功效。而竹丝鸡味甘性平，入肝、肾两经，具有补肝肾、清虚火、益脾补中的功效。所以说此汤具有温肾壮阳，补虚益精的功效，对于少年睾丸发育不良的患者有非常好的疗效。

二、五味苁蓉鹌鹑汤

材料：鹌鹑 2 只，肉苁蓉、枸杞子各 30 克，五味子 18 克，盐适量。

做法：先将鹌鹑剔净毛，去除内脏，洗净切块。之后将肉苁蓉、五味子、枸杞子分别洗净，与鹌鹑肉一起放入砂锅内，加入适量水，大火煮沸后，改用小火煲 2 小时，加盐调味食用。

在此方中，鹌鹑味甘，性平，入脾、肺经，具有补益气血的功效。五味子味酸、甘，性温，归肺、心、肾经，具有收敛固涩，益气生津，补肾宁心的功效。肉苁蓉味甘、咸，性温，归肺、大肠经，具有补肾阳，益精血的功效。所以说，本方具有补肾益精、补髓健脑的功效，对于阴茎、睾丸发育不良，伴有怕冷，易疲劳，尿频等病症有非常好的疗效。

三、冬虫胎盘汤

材料：冬虫夏草 25 克，鲜胎盘 1 只，胡椒粉、盐各适量。

做法：先将胎盘洗净切碎，与冬虫夏草一起放入炖盅内，然后加水及胡椒粉、盐适量，拌匀，隔水炖熟即可。

此方当中的胎盘味甘、咸，性温，入肺、心、肾经，具有补气、养血、益精的功效。冬虫夏草味甘，性平，入肺、肾经，具有补肾壮阳、补肺平喘之功。所以说此汤具有祛寒温肾的功效，能够进一步改善睾丸发育不良的状况。

需要提醒的是，我们在使用这些食疗方的时候，患者可以单选其中之一，也可以按照顺序进行食用，效果会更加突出。

当然，对于治疗睾丸发育不良的食疗方还有许多，作用也各不相同，各具特色。但是必须要说明的是，睾丸发育不良的治疗越早，效果越好，如果等到成年之后再治疗，难度就增加了，甚至无法挽回。

房事后腹痛，用香烟艾灸

房事后腹痛，通常为两种原因所致，其一“阴寒症”，女性做爱的过程中，由于盆腔肌肉受刺激而导致收缩、痉挛，如果腹部受到寒冷刺激，比如在空调房中行房事等，盆腔肌肉就会过度收缩、痉挛，腹痛就会更严重。

多数女性行房事时出现小腹冷痛并没有什么现成药物可以改善，如果男士有吸烟的习惯，可以将5支香烟绑在一起点燃，之后在女孩肚脐眼上方艾灸，艾灸的过程中要注意与皮肤的距离，肚脐稍微能感觉到烫就可以了，距离不能太近，防止烫伤皮肤。

实际上，正确的方法应当是用艾条进行艾灸，但是考虑到情况特殊，用香烟来代替也不是不可以。

肚脐实际上就是中医上的神阙穴，为针灸学里面大补的穴位，具有温补元气、固脱复苏的功效，在古代，治疗昏迷的时候就常常用艾条艾灸神阙穴。

用香烟艾灸神阙穴，热力能够透过肚脐，传到腹部深处，温暖盆腔，过度收缩、痉挛的盆腔肌肉就会慢慢放松下来。我们都知道，肌肉收缩、痉挛的过程中，进行温暖刺激就能够得到缓解，所以用香烟艾灸之后，腹痛现象自然就消失了。

导致房事后腹痛的另外一个原因就是女性对男子精液过敏。精液中存在多种可能导致过敏的抗原物质，但是抗原性非常弱，多数情况下，精液进入阴道中并不会导致过敏，极个别情况下，精液抗原性过强，或女性体质敏感，属过敏体质，接触到精液之后，就会发生过敏反应，紧接着，腹部不适也就出现了。这种腹痛会伴随阴部瘙痒、阴部水肿等症，甚至呼吸急促，与上述阴寒症房事后腹痛不同。

那么精液过敏导致的腹痛如何解决呢？首先要在房事过后呈蹲位，让精液能够迅速从阴道之中流出，之后用温水将精液冲洗干净，然后服用一粒氯苯那敏，腹痛现象就会慢慢消失。

节欲养精，切勿纵欲过度

房事，即我们平时所说的性生活，本是人的正常生理需求，也是一种本能，属于情感表达的一种方式，也是繁衍后代的重要行为。有人将性生活、物质生活、精神生活列为人类三大生活，从这里我们也能看出性生活的重要性。

自古以来，中医就非常重视房事保健，在很多古代医学典籍中都提倡合理过性生活，并且提出纵欲过度会损伤机体健康，就像古语“色字当头一把刀”说的那样。房事不宜绝，但也不能过度，不注意节制房事，纵欲过度，一定会危害到身体健康。

从中医养生的角度上说，房事不节为致病的重要原因。房事不节，肯定会耗伤肾精，损伤人体正气，疾病接踵而至。房事过度而出现肾虚者，经常会伴随着腰膝酸软、头晕耳鸣、健忘乏力、面色晦暗、反应迟钝、尿频、阳痿、遗精、滑精、早泄等症。

中医认为，肾为先天之本，人的一生要经过生长、发育、成熟、衰老四个过程，而在整个过程中，起重要作用的就是肾，肾虚者机体抗病能力会降低，直接或间接地引发某些疾病，如冠心病、肺结核、慢性肾炎等，通过治疗后，症状基本消失。但若日后仍然纵欲过度或遗精，症状会反复发作。

临床上，纵欲过度引发的疾病远不止上述几种，其范围非常广，包括慢性疾病、大病、癌症等，皆可能为纵欲过度，使得肾精亏损，卫气无法捍卫机体而致病。若肾精充沛，内可调和五脏，外可滋润肌肤，容颜焕发，身体强壮，耳聪目明。因此，历代医家、养生经都很重视养护肾脏，尤其对于已患病的人来说，更应“戒房事”、“节制情欲”。

在封建社会，很多男人都有三妻四妾，皇帝拥有“三千佳丽”，虽然他们每天吃着山珍海味，享受着美酒佳肴，却仍然疾病缠身甚至夭折。

此外，长期沉迷于性生活，不符合正常的生理、心理学，并非精神意识病态，而是偏执于性，频繁性生活会让人变得精神萎靡、意志衰退，轻者出现神经衰弱，重者疾病缠身。

提醒大家注意，不管自己的身体有多健康有多强壮，都应当从青年时代开始，养成良好的生活习惯，千万不可纵欲。步入中年后，更要懂得节欲，因为中老年人本就肾精亏虚，此时再纵欲贪欢，肾精就会大量耗费，促其死亡。由此我们也能看出，纵欲会缩短寿命。从中医的角度上说，保一分精液，则延一分寿命。而养肾保精的重点，即为节欲。